Step-By-Step Approach to Endoscopic Cadaveric Dissection

Paranasal Sinuses and the Ventral Skull Base

内镜解剖分步教程

鼻旁窦与腹侧颅底

附高清视频

原著 **Narayanan Janakiram**

合著 Dharambir S. Sethi　Onkar K. Deshmukh　Arvindh K. Gananathan

主译 刘丕楠

中国科学技术出版社

·北 京·

图书在版编目（CIP）数据

内镜解剖分步教程：鼻旁窦与腹侧颅底 /（印）纳拉亚南·贾纳基拉姆 (Narayanan Janakiram) 等原著；刘丕楠主译 . — 北京：中国科学技术出版社，2020.9

ISBN 978-7-5046-8692-3

Ⅰ . ①内… Ⅱ . ①纳… ②刘… Ⅲ . ①鼻窦疾病—内窥镜检—教材 ②颅底—内窥镜检—教材 Ⅳ . ① R765.404 ② R651.104

中国版本图书馆 CIP 数据核字 (2020) 第 104411 号

著作权合同登记号：01-2020-3264

Copyright ©2019 of the original English language edition by Thieme Medical and Scientific Publishers Private Limited.，Uttar Pradesh，India
Original title: *Step-By-Step Approach to Endoscopic Cadaveric Dissection*：*Paranasal Sinuses and the Ventral Skull Base*
by Narayanan Janakiram (Editor in Chief) and Associate Editors Dharambir S. Sethi / Onkar K. Deshmukh / Arvindh K. Gananathan

《内镜解剖分步教程：鼻旁窦与腹侧颅底》（第 1 版）由印度北方邦的 Thieme Medical and Scientific Publishers Private Limited. 于 2019 年出版，版权归其所有。作者：［印度］纳拉亚南·贾纳基拉姆（Narayanan Janakiram），［新加坡］达兰比·S. 塞提（Dharambir S. Sethi），［印度］奥卡·K. 德穆克（Onkar K. Deshmukh），［印度］阿文德·K. 加纳森（Arvindh K. Gananathan）。

策划编辑	焦健姿	王久红
责任编辑	焦健姿	
装帧设计	佳木水轩	
责任印制	李晓霖	

出　　版	中国科学技术出版社
发　　行	中国科学技术出版社有限公司发行部
地　　址	北京市海淀区中关村南大街 16 号
邮　　编	100081
发行电话	010-62173865
传　　真	010-62179148
网　　址	http://www.cspbooks.com.cn

开　　本	889mm×1194mm　1/16
字　　数	186 千字
印　　张	12.25
版　　次	2020 年 9 月第 1 版
印　　次	2020 年 9 月第 1 次印刷
印　　刷	天津翔远印刷有限公司
书　　号	ISBN 978-7-5046-8692-3 / R·2557
定　　价	128.00 元

（凡购买本社图书，如有缺页、倒页、脱页者，本社发行部负责调换）

译者名单

主　译　刘丕楠　首都医科大学附属北京天坛医院神经外科

译　者　（以姓氏笔画为序）

万伟庆　首都医科大学附属北京天坛医院神经外科

王　博　首都医科大学附属北京天坛医院神经外科

王小峰　渭南市中心医院神经外科

王兴朝　首都医科大学附属北京天坛医院神经外科

王振民　首都医科大学附属北京天坛医院神经外科

毕智勇　首都医科大学附属北京天坛医院神经外科

刘　健　大连医科大学附属第二医院神经外科

李　朋　首都医科大学附属北京天坛医院神经外科

杨智君　首都医科大学附属北京天坛医院神经外科

张　斌　首都医科大学附属北京天坛医院神经外科

薛　海　首都医科大学附属北京天坛医院神经外科

内容提要

本书引进自世界知名的 Thieme 出版社，是一部有关内镜下腹侧颅底解剖的实用操作教程。全书共 8 章，首先介绍了内镜的器械和基本操作过程，以及有关内镜手术的 15 条原则，之后开始介绍到达复杂颅底结构的各种入路，包括内镜入路到达鼻旁窦、腹侧颅底、脑神经及颅内间隙等。作者将内镜颅底外科整个手术通路的解剖结构做了层层递进式的描述，系统地展示了内镜下经鼻逐步暴露的各个重要环节，并通过精美生动的影像和图片全面展示了双人四手操作的精髓。本书内容新颖独特，图文并茂，适合有志从事神经内镜专科诊疗的医师、耳鼻咽喉科医师及神经外科医师阅读参考。

著者名单

原　著

Narayanan Janakiram, MS, DLO
Managing Director
Royal Pearl Hospital
Tiruchirapalli
Tamil Nadu, India

合　著

Dharambir S. Sethi, FRCS (Ed) , FAMS (ORL)
Adjunct Associate Professor
Duke–NUS Medical School
Senior Consultant
Novena ENT—Head and Neck Surgery
Specialist Centre
Singapore

Onkar K. Deshmukh, MS
Director
Asian Centre for Ear, Nose,
and Throat
Indore
Madhya Pradesh, India

Arvindh K. Gananathan
Assistant Surgeon
Vijaya Health Centre
Vijaya Group of Hospitals
Chennai
Tamil Nadu, India

其他编者

Abhilasha Karunasagar, MS (ENT)
Junior Consultant
Royal Pearl Hospital
Tiruchirapalli
Tamil Nadu, India

Bhanu Pratap Chander, MS (ENT)
Junior Consultant
Royal Pearl Hospital
Tiruchirapalli
Tamil Nadu, India

　　我把这本书献给我生命中两位与众不同的人：一位是我的学生 Shilpee Bhatia Sharma，他几乎参与了我所有的双人四手操作；另一位是我的儿子 Sathya Narayanan J D，感谢他不断增长的求知欲一直激励着我。

序一

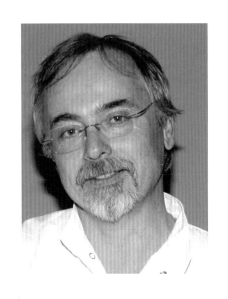

在这个时代，内镜辅助显微外科无疑是现代神经外科手术的明珠。在此背景下，Narayanan Janakiram 医师向我们介绍了他的这部著作 *Step-By-Step Approach to Endoscopic Cadaveric Dissection: Paranasal Sinuses and the Ventral Skull Base*。随着摄像系统和导航科技的进展，我们对解剖结构的认知发生了显著改变，内镜解剖学已成为一个新兴的独立学科。Janakiram 医师在我心目中是一名出色的外科医师，更是一位富有激情和热情的教师，愿意将他所知道的有关内镜辅助手术的一切传递给世界各地的年轻外科医师。此书真实反映了他们的学术热情及手术技巧，内容包括内镜入路到达鼻旁窦、腹侧颅底、脑神经及颅内间隙。通过阅读本书，你会发现我们正处于一个独特的领域，融汇了鼻外科及神经外科，并最终整合成为一个独立的亚专科——内镜颅底外科。

此书组织架构颇具特色，各章编排设计合理，非常符合解剖逻辑性。作者首先介绍了内镜的器械和基本操作过程，之后开始介绍到达复杂颅底结构的各种入路。作者介绍的有关内镜手术的15条原则，通俗易懂，对术中操作十分重要。我相信读者在学习该书过程中必然会熟悉并正确掌握这些原则。

内镜下的鼻旁窦解剖是神经外科医师非常感兴趣的工作。这些知识能帮助我们以正确的方式制备各种保留血供的带蒂黏膜瓣。对于内镜下的腹侧颅底解剖，最好的概括就是要进行"充分显露"。双手操作是显微外科最高效的操作方式，而双人四手恰好能让内镜下的双手操作成为现实。在矢状面和冠状面的内镜入路等操作精髓会在书中通过精美生动的影像和图片加以展示。

尽管我对矢状位的颅底入路非常熟悉，对海绵窦的解剖也非常感兴趣，但我最关注的内容是有关颞下窝、经翼突和岩骨入路的介绍。在这些介绍中，我深切感受到 Janakiram 医师在内镜下颅底外科扩展方面的热忱。

此书可以帮助该领域的所有专业人员，包括经验丰富或经验还在积累过程中的耳鼻咽喉科医师及神经外科医师，开展和探索腹侧颅底手术。

Janakiram 医师通过艰苦复杂的颅底手术病例获得了知识积累和丰富经验，并通过尸体解剖课程展示出来。我们通过这一过程能够了解到最重要的信息，就是即使是经验丰富如作者一样的外科医师，也无法逃避解剖实验室中的辛苦工作和不断研究。

对于内镜辅助显微外科，即使是最简单的操作，也是有创和存在风险的。此书可指导我们遵循最基本的原则，逐步从鼻旁窦到达颅底，从最容易到达的区域扩展到最难以到达的区域。这是现在及将来颅底外科医师都值得收入囊中的一部绝佳参考书。

Roman Bošnjak, MD, PhD

Chief of Department of Neurosurgery

University Medical Centre Ljubljana；

President of Slovenian Neurosurgical Society；

President of Neuroendoscopy Committee of South-east

European Neurosurgical Society（SeENS）

Ljubljana, Slovenia

序二

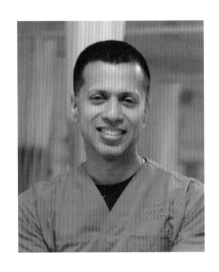

多年来，神经外科教学技术的发展及改进在与时代进步相结合的问题上一直存在诸多障碍。由于态度问题、教学材料不足、学习意愿和教学热情难以完美结合等原因，外科医师取得的经验及教训和努力工作的宝贵经验并没有传递给后辈新人。

在这本书中，Narayanan Janakiram 通过回顾多年的努力工作，展示了他在内镜颅底手术方面达到的卓越水平。他把自己的经历以最优美的方式展示出来，并以独特的风格献给广大读者。

这本书对初学者乃至神经外科专家来说都是一笔宝贵的财富，可以帮助他们一步步开始艰难的内镜颅底手术旅程。在此我要感谢 Narayanan 做出的巨大努力，并希望读者都能够从他的著作中学到更多有用的知识。

Iype Cherian

Director and Chair

Nobel Institute of Neurosciences

Nobel Medical College and Teaching Hospital

Biratnagar, Nepal

译者前言

颅底结构极为复杂，颅底外科手术难度大、风险高。20世纪60—70年代，显微外科技术引入后，经过几十年的实践，颅底外科医生的技术越来越熟练，手术器械越来越精良，照明更加清晰，加之现代医学影像技术在颅底外科手术中的深度融入、人工智能手术辅助系统的引入、专业的麻醉团队的配合、多模态的工作方式共同推动了颅底外科向更加微创、精准和个体化的方向发展。然而，上述的诸多因素只是帮助颅底外科得到最优发挥的手段，解剖学知识才是外科手术的基石。Albert L. Rhoton 编撰的一系列专著，从背侧视角观察颅底结构，精致准确，被奉为显微镜下颅底外科手术的经典。而内镜颅底手术是经鼻、经咽、经面到达腹侧颅底来完成，因而从腹侧视角对颅底结构的观察和描述对其更具实际意义。近20年来，内镜颅底外科迅速发展，随之开展的内镜下腹侧颅底解剖研究也越来越多。

Janakiram 教授编写的《内镜解剖分步教程：鼻旁窦与腹侧颅底》便是其中之一。该书最大的特点是将内镜颅底外科整个手术通路的解剖结构做层层递进式的描述，系统展示了内镜下经鼻逐步暴露的各个重要环节，能够帮助有志从事神经内镜专科诊疗的医师形成从鼻腔到腹侧颅底的全面认识，对具有一定神经内镜手术经验的医师也能提供专业化指导。目前，国内的神经外科、五官科医师都在自己的团队中各自开展内镜颅底外科的相关工作，对学科以外的知识和操作技巧难免有认识上的缺陷与不足，希望本书的翻译出版能够为更多相关医师提供帮助，进而推动我国内镜颅底外科的规范诊疗。

本书的翻译工作由从事一线临床工作的专家共同完成。各位译者利用临床工作之余完成了此次翻译工作，在此感谢大家的辛勤付出。尽管翻译过程中我们反复斟酌，希望能够准确表述原著者的本意，对于其中的解剖名词也反复确认，但由于中外语言表达习惯有所差别，中文翻译版中可能还会存在一些表述欠妥或失当，恳请各位同行和读者批评、指正，以便后续修正。

首都医科大学附属北京天坛医院

主任医师

原书前言

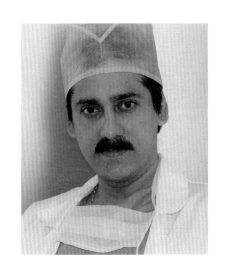

当我在 Madras 医学院担任住院医师时，我的启蒙老师是 G. Gananathan 教授和 M. K. Rajashekar 教授，他们的教诲不断激励着我。我的内镜鼻窦外科手术训练是在著名的 D. S. Sethi 教授和 P. J. Wormald 教授指导下完成的。正是在他们的帮助下，我夯实了鼻窦外科基础，这为我成为一名颅底外科医师奠定了基础。

在见证了著名颅底外科大家 Amin Kassam 和 Ricardo Carrau 的风采后，我燃起了对颅底外科的兴趣并在此激励下完成了我的第一部著作 *Navigation of Sinuses and Ventral Skull Base: Comprehensive Approach to Basic and Advanced Techniques with Radiological Correlations*。随着对颅底外科的深入了解，我对一种凶险的肿瘤——鼻咽纤维血管瘤，有了新的认识，为此我坚定信心，又完成了我的第二部著作 *Juvenile Nasopharyngeal Angiofibroma*。两部著作还算比较成功，这促使我又编写了这部 *Step-by-Step Approach to Endoscopic Cadaveric Dissection: Paranasal Sinuses and the Ventral Skull Base*。

颅底外科是一个不断发展的学科。过去 20 年，所取得的进展彻底改变了我们切除腹侧颅底病变的手术方式。尸体解剖训练是颅底外科医师的必修课，它可以帮助我们逐渐掌握一些必要的手术技巧，使我们手术时更加娴熟、从容。我建议所有志愿成为颅底外科医师（包括神经外科医师和耳鼻咽喉医师）的各位同仁能够接受尽可能多的解剖训练，以此来缩短各种复杂手术操作的学习曲线。

颅底外科不仅是一门科学，更是一门艺术。每个年轻的外科医师都必须通过精致入微、循序渐进的解剖训练来提高他们的手术技巧。每个颅底外科医师都应该追求手术技术的完美，并立志花费一生的时间成为专业领域的大家。

我对年轻的颅底外科医师提一点小建议。我希望你们能够尊重自己的老师，无论他们教授你的是复杂的高难度手术还是简单的持镜基础操作。他们的祝福最终会令你成为一名合格的外科医师和一个品格高尚的人。

我希望这本书能帮助年轻有志向的外科医师掌握尸体解剖所需的基本知识，助力他们在未来的颅底外科事业中取得巨大成就。

Narayanan Janakiram

本书视频

视频 1　中鼻道开放术

视频 2　额隐窝解剖

视频 3　前组后组筛窦开放术、蝶窦开放术继前颅底解剖

视频 4　内镜下泪囊鼻腔吻合术-改良入路

视频 5　Hadad 瓣

视频 6　下鼻甲黏膜瓣（鼻腔侧壁黏膜瓣）

视频 7　经额窦入路（Draf Ⅲ）和内镜经鼻前颅底入路（ACFR）

视频 8　蝶骨的解剖

视频 9　内镜经鼻蝶入路

视频 10　经平台、经鞍底、经结节入路

视频 11　经斜坡入路

视频 12　垂体移位

视频 13　眼眶及视神经减压

视频 14　内镜经鼻经上颌窦入路（内镜改良Denker入路至翼腭窝）

视频 15　经翼突-海绵窦、颞下窝区入路

视频 1　视频 2　视频 3

视频 4　视频 5　视频 6

视频 7　视频 8　视频 9

视频 10　视频 11　视频 12

视频 13　视频 14　视频 15

目　录

内镜解剖分步教程
鼻旁窦与腹侧颅底
Step-By-Step Approach
to Endoscopic Cadaveric
Dissection
Paranasal Sinuses and the Ventral
Skull Base

第1章　绪　论

Introduction

Narayanan Janakiram　　著

当今经鼻内镜手术在医学、科学技术进步和外科技术提高的相互促进中达到了顶峰。内镜经鼻入路是目前治疗鼻腔和鼻窦疾病的主要手段。此外，内镜经鼻手术已成为几乎所有腹侧颅底病变的主要治疗手段。

在经鼻入路发明之前，鼻腔疾病的患者忍受着开放手术所带来的严重创伤和容貌毁损。早在 1901 年，就有外科医生开始尝试内镜经鼻入路，但是真正促使经鼻内镜手术发展的是 20 世纪 60 年代 Hopkins 柱状透镜的发明。在随后的几十年里，功能性内镜鼻窦手术在基于 Messerklinger、Wigand 等先行者的探索性工作上不断演化进步。从那以后，功能性内镜鼻窦手术迅速普及，并逐步涵盖了包括炎性病变在内的大部分疾病。

颅底内镜手术的演变过程同样充满戏剧性。尽管 Henry Schoffer 于 1907 年首次报道了经蝶窦切除垂体腺瘤，但此入路的发展历程代表着百年来神经外科、神经解剖学、病理学、科学及手术技巧的融合发展历程。Harvey Cushing 一开始采用经蝶窦手术入路来治疗颅底疾病，但是后来他放弃经鼻入路转而采用开颅手术。然而，Cushing 同时代的 Norman Dott、Gerard Guiot、Jules Hardy 等仍在努力推动经鼻手术的复兴。在同一时期，柱状内镜系统的发展和随之而来的耳鼻咽喉科的发展推动了经鼻内镜入路的发展。

在过去的几十年里，经鼻内镜手术入路已经从一种可选择的手术入路转变为一种腹侧颅底手术必不可少的主要入路。这种巨大的蜕变要归功于全球无数的神经外科医师和耳鼻咽喉科医师的共同努力；从额叶到斜坡再到寰枢关节的腹侧颅底病变，还有那些延伸到颞下窝和海绵窦侧面的病变现在都习惯采用功能性鼻内镜手术入路来处理。经鼻内镜手术入路相比其他入路效果更美观，深部结构暴露好，肿瘤切除率较高，术后并发症较少且术后住院天数较短，手术预后也更好。

虽然内镜手术的前景很令人欣喜，但有些病例的经鼻内镜手术仍是一项艰巨的工作。内镜是二维影像，缺乏景深，镜头角度不当会导致解剖和空间定位错误，术中出血和分泌物易造成镜头模糊，这些都会引起视觉空间干扰。由于鼻腔空间狭小易导致误判和器械操控性下降，医生很难将手中动作转化成有效的手术操作。这就有可能导致非必要的组织损伤，有时甚至造成严重的手术并发症。此外，在学习阶段不符合人体力学的姿势和持镜方式会导致严重的手术疲劳。

尽管有大量文献详细描述了各种各样的经鼻内镜手术技巧，但是经鼻内镜手术在人体工程学方面的研究报道仍然很匮乏。基于 20 年前在鼻内镜和颅底手术方面大量的经验，本书的主要作者确定了关于姿势、体位和内镜装置摆放的原则。根据作者的经验和理念掌握这些原则将帮助外科医师缩短学习曲线，获得手术自信心，提高手术速度并使其施行内镜手术更加舒服和优雅。

作者旨在通过这部内镜解剖指南激发年轻医师对经鼻内镜手术的兴趣。下面将详细阐述经鼻内镜手术的基础知识、内镜器械和设备、功能性内镜鼻窦手术和腹侧颅底手术入路的尸体解剖。书中配有大量的高质量图片，这些都来自作者的实体解剖。这些图片将展示一台手术所能达到的暴露范围和采取这些内镜手术入路切除病变过程中遇到的重要结构。作者希望以内镜解剖引导读者，使他们习惯更高效的动作操作内镜器械，并习惯各种各样的经鼻内镜手术入路。

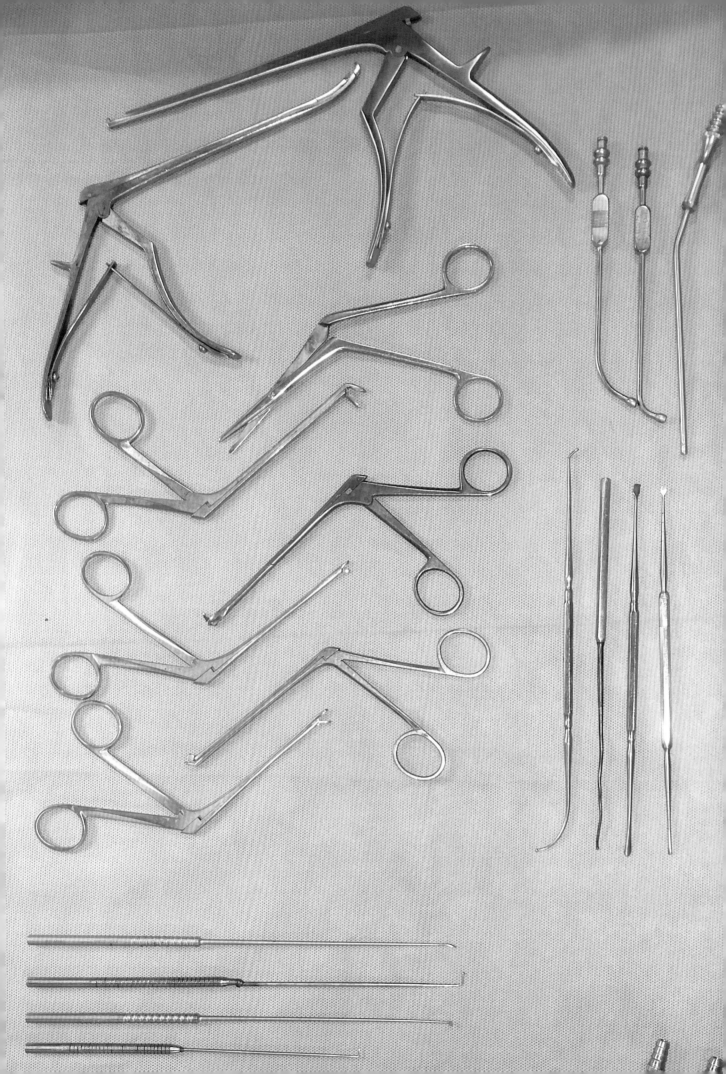

内镜解剖分步教程
鼻旁窦与腹侧颅底
Step-By-Step Approach
to Endoscopic Cadaveric
Dissection
Paranasal Sinuses and the Ventral
Skull Base

第2章 内镜腹侧颅底解剖装置

Instrumentation for Endoscopic Ventral Skull Base Dissection

Narayanan Janakiram 著

手术器械是媒介，可以让一名外科医师展示他的知识、态度，并付诸实践。精细的手术器械可以简化手术过程，使手术更安全、优雅。Stellar 器械是现代外科手术必不可少的器械。

在颅底内镜手术中，手术器械至关重要。在内镜手术中，外科医师没有直接接触组织和器官，因此失去了一定的灵活性和触觉反馈。内镜器械应该把外科医师的动作传送到组织中，并把触觉从组织中反馈给外科医师，从而成为外科医师身体和思维过程的延伸。

颅底内镜手术是一种处理神经血管结构的显微手术，需要精细的动作。一套专业的内镜颅底器械是任何内镜颅底手术甚至颅底解剖的首要前提。

作者强烈推荐在内镜颅底手术和尸体解剖中使用相同的手术器械。这样可以帮助操作者在手术的特定步骤中养成使用特定器械的习惯，从而在学习阶段建立非常固定的手术方案及习惯。

腹侧颅底内镜手术所需器械包括内镜摄像系统（图 2-1，图 2-2）、一套冷钢器械（图 2-3）、动力系统、止血装置（如电凝）和导航系统。在尸体解剖过程中，作者建议解剖器械配备有摄像系统和记录系统、一套专用的颅底设备及动力设备，如高速磨钻和切割吸引器。

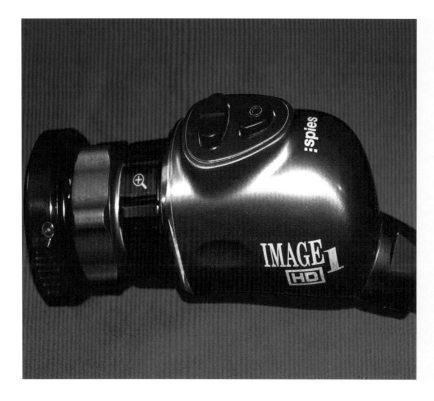

◀ 图 2-1　解剖使用的鼻内镜系统的摄像装置

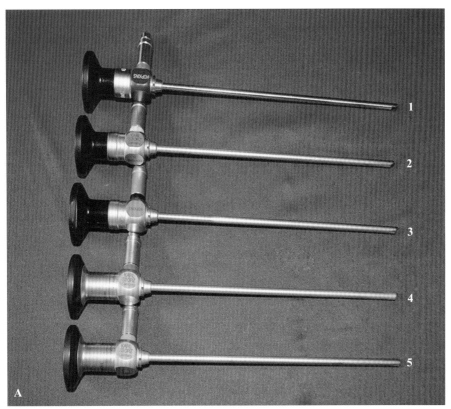

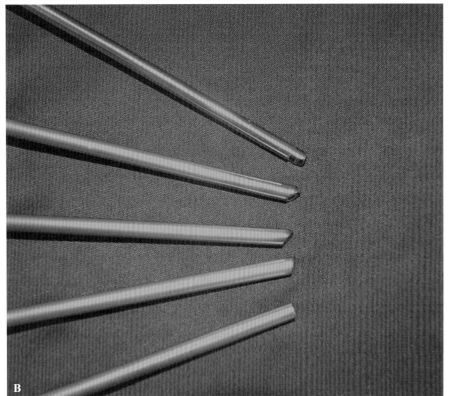

▲ 图2-2　用于腹侧颅底解剖的各种内镜（1～5分别为0°内镜、30°内镜、45°内镜、70内镜和90°内镜）

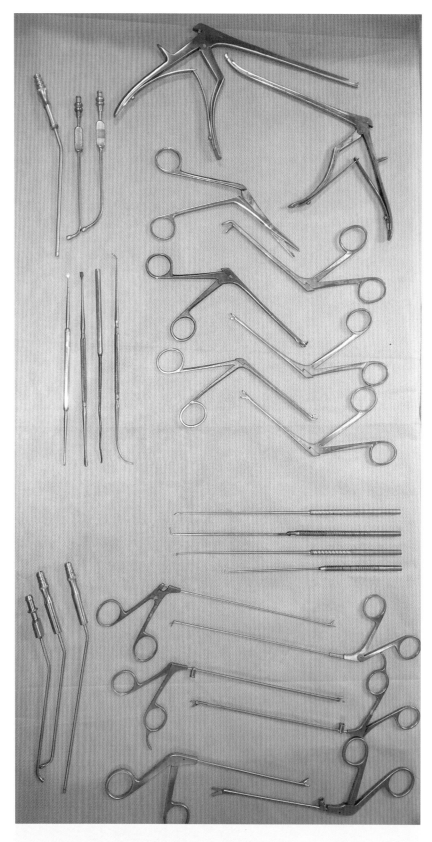

▲ 图 2-3 功能性内镜鼻窦手术和颅底手术器械

　　高速神经磨钻系统（图 2-4，图 2-5）可以帮助外科医师在对周围组织结构损伤最小的情况下进行有效地磨除骨质。有经验的外科医师可以根据对磨钻的视觉、触觉及听觉反馈，预估颅骨厚度、密度、质地等参数。重要的是高速磨钻使用过程中需冷却冲水，以避免组织受热损伤，并使视野清晰可见。

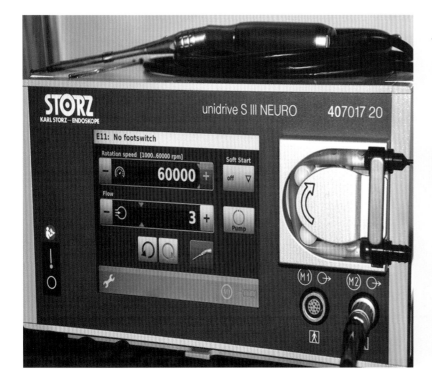

◀图 2-4　高速磨钻系统

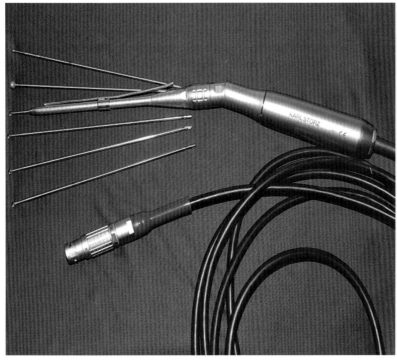

◀图 2-5　成角钻头手柄，符合人体工学，有效磨除骨质

　　切割吸引器（图 2-6）在功能性内镜鼻窦手术（functional endoscopic sinus surgery，FESS）和腹侧颅底手术的鼻腔阶段有重要作用。在 FESS 手术中它是一种非常有效的黏膜保存工具，同时具有清除黏膜（保留骨质）和吸洗的功能，有助于有效清除黏膜病变，保持术野清晰。它在腹侧颅底手术中主要用于鼻腔阶段，该阶段的目的是通过开放鼻窦形成手术通道。

　　以下是作者在解剖时使用的一套器械。

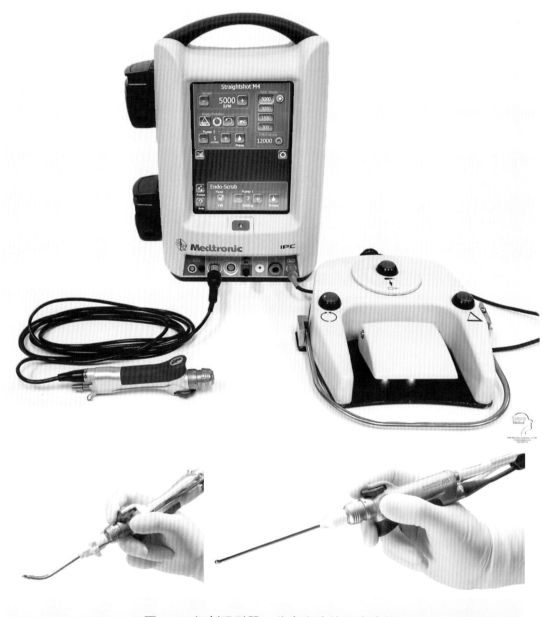

▲ 图 2-6　切割吸引器，分为直头的和弯头的

内镜解剖分步教程
鼻旁窦与腹侧颅底
Step-By-Step Approach
to Endoscopic Cadaveric
Dissection
Paranasal Sinuses and the Ventral
Skull Base

第 3 章　经鼻内镜手术的 15 条原则

The 15 Commandments in Endonasal Endoscopic Surgery

Narayanan Janakiram　著

一、如何开始经鼻内镜手术

熟练掌握功能性内镜鼻窦手术和颅底手术需要一个长期的学习过程。从神经外科的角度来看，内镜手术需要术者习惯以二维影像替代三维影像。为了避免不必要的致残率和死亡率，需要对内镜和手眼协调器械操作进行适当的培训。

本书将从内镜鼻窦手术的基本步骤开始介绍。

◆ 原则 1

患者体位：在内镜手术过程中取仰卧抬头位，保持头部居中（图 3-1）。患者头部朝术者轻度倾斜更佳。

对于刚开始做 FESS 手术者，保持患者头部处屈颈位置，可避免误入颅底，但是缺点是不能达到额窦。通过放一个沙袋在患者枕部就能获得合适的体位，即颈部稍微屈曲（图 3-2）。在做额窦手术时要求头后仰。这个体位可以通过在患者颈下放置沙袋获得（图 3-3）。头部的最佳位置是中立位，这样 0° 内镜可与鼻腔在同一平面上。

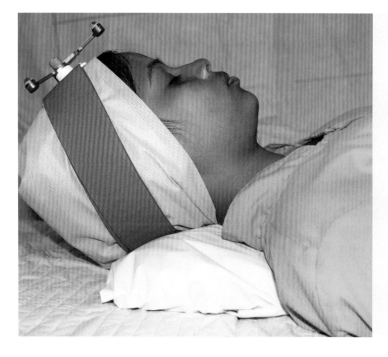

◀图 3-1　患者头部处于中立位

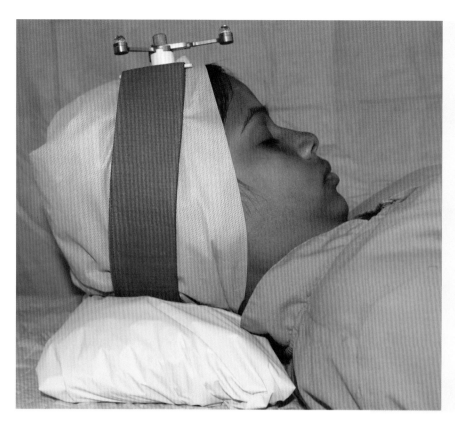

◀ 图 3-2 患者头部处于屈曲位

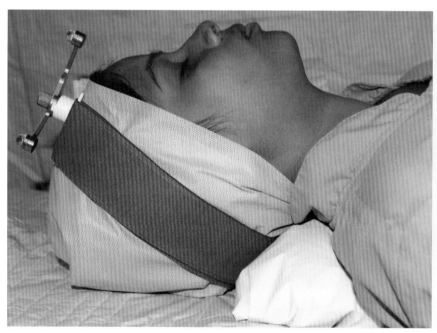

◀ 图 3-3 患者头部处于后仰位

◆ 原则 2

内镜握持如图 3-4 中展示的一样，像握长笛一样。完全握住摄像头并不可取。

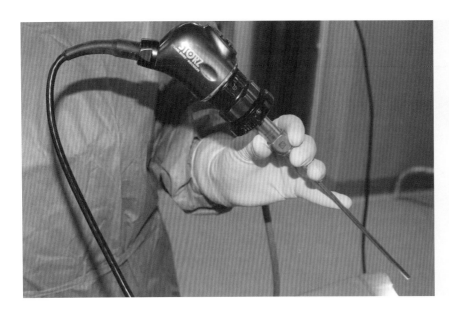

◀ 图 3-4　握持内镜

◆ 原则 3

最好保持摄像头的电线和光源在患者的左侧，因为这样能减轻线缆的重量（图 3-5 ）。

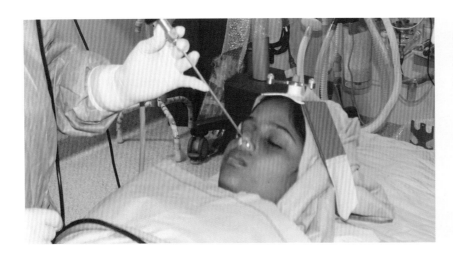

◀ 图 3-5　摄像头和光源线缆放置在患者左侧

◆ 原则 4

持镜进入鼻腔时要利用鼻翼软骨的弹性（图 3-6 ）。

半月征：采用 0° 内镜进入鼻腔后，在鼻腔内任何结构的碰撞都将在所显示的结构上产生新月形的光线边缘。这种现象被称为半月征。这种现象表明内镜范围应该沿横轴水平方向平移（图 3-7，图 3-8 ）。这有助于避免损伤内部结构和镜头模糊，从而减少手术时间。

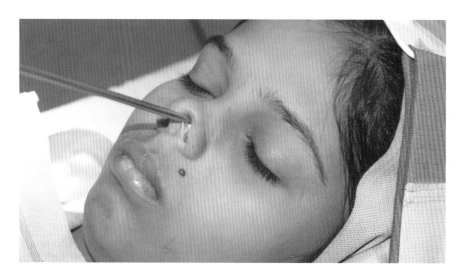

◀ 图 3-6　持镜进入鼻腔时需借助鼻翼软骨的伸缩性

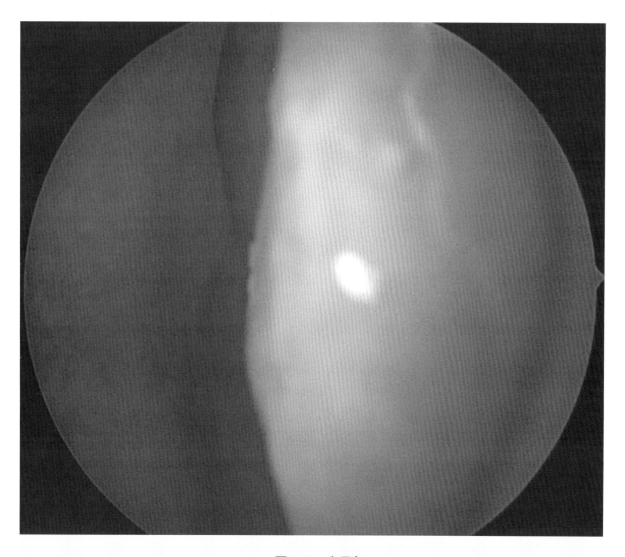

▲ 图 3-7　半月征

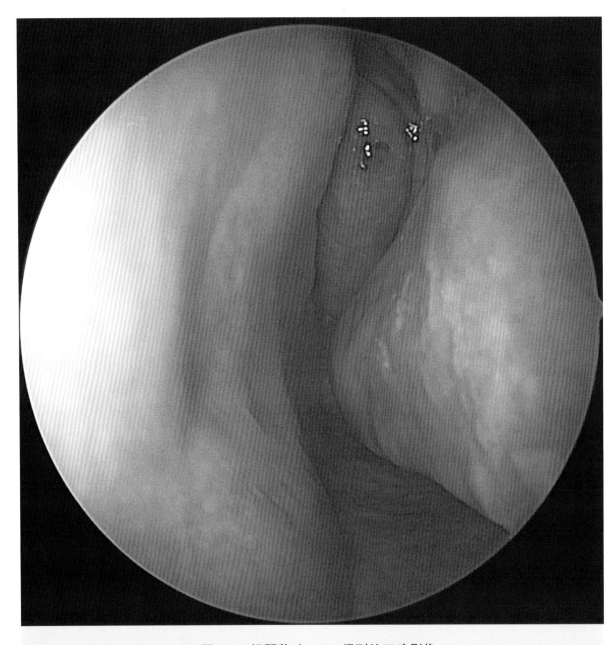

▲ 图 3-8　视野移动 180° 得到的正确影像

◆ 原则 5

内镜器械进入鼻腔时应利用鼻腔底部的韧性（图 3-9）。

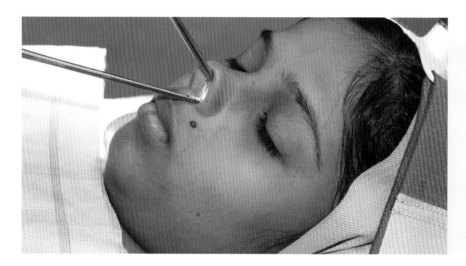

◀ 图 3-9　沿着鼻腔底部利用内镜器械

◆ 原则 6

内镜和器械在任何点上都不应相互交叉和碰撞（图 3-10）。

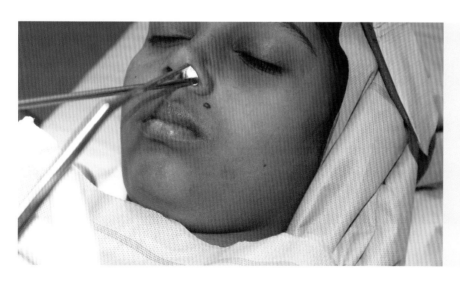

◀ 图 3-10　交叉现象

◆ 原则 7

将器械导入鼻腔时，应始终保持器械尖端在内镜视野内，尤其是尖端尖锐的器械（图 3-11）。

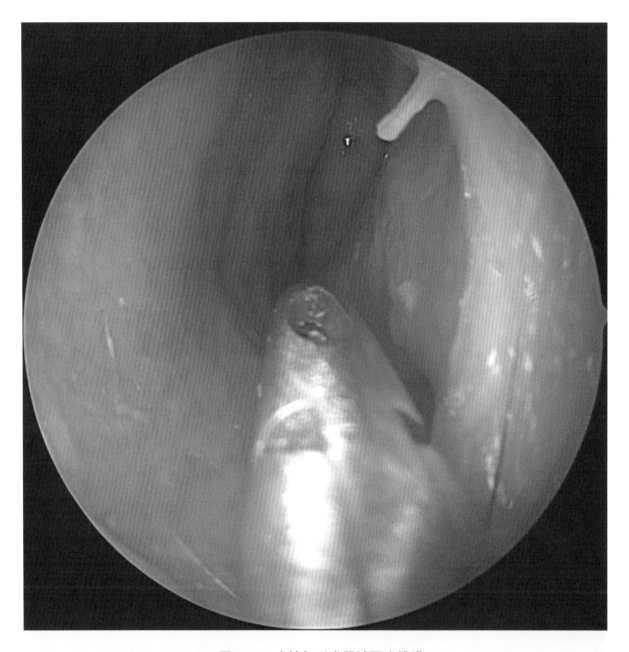

▲ 图 3-11　内镜与手术器械同步推进

◆ **原则 8**

视野远端和器械末端之间的距离应保持不变（鼻内镜手术保持在 1.5 ～ 2cm，颅底内镜手术为 2.5cm）（图 3-12 至图 3-14）。这条固定距离原则在扩大经鼻入路的双人四手操作中并不适用。

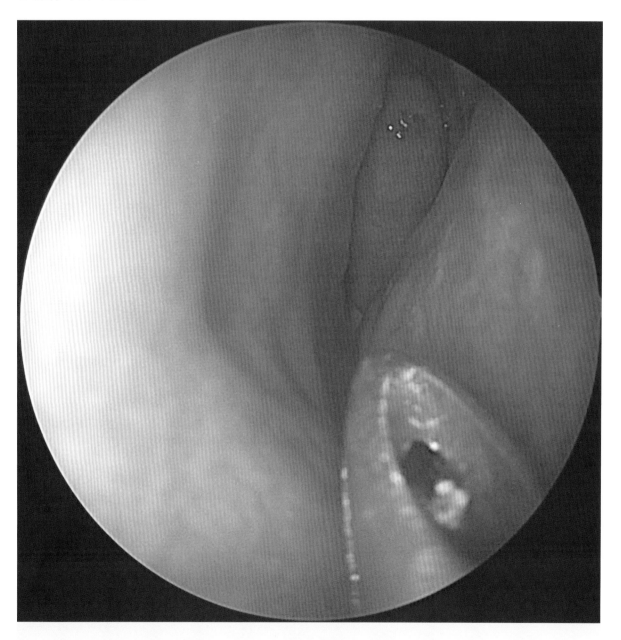

▲ 图 3-12 器械太靠近镜头

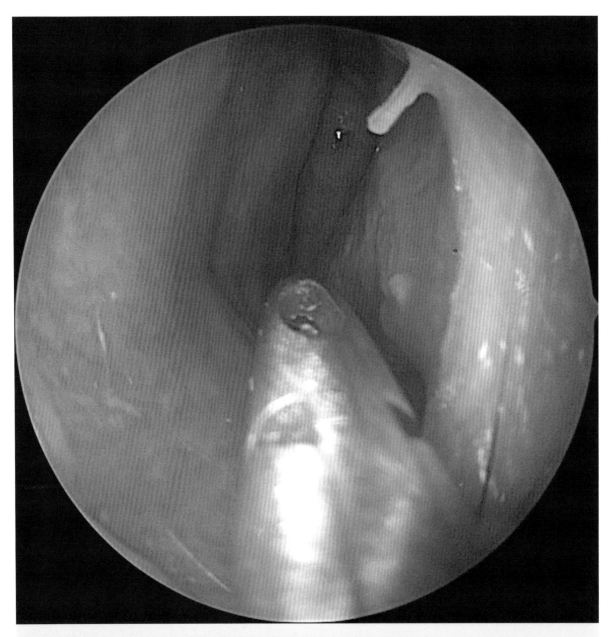

▲ 图 3-13　视野内最合适的器械距离

内镜解剖分步教程： 鼻旁窦与腹侧颅底
Step-By-Step Approach to Endoscopic Cadaveric Dissection : Paranasal Sinuses and the Ventral Skull Base

020

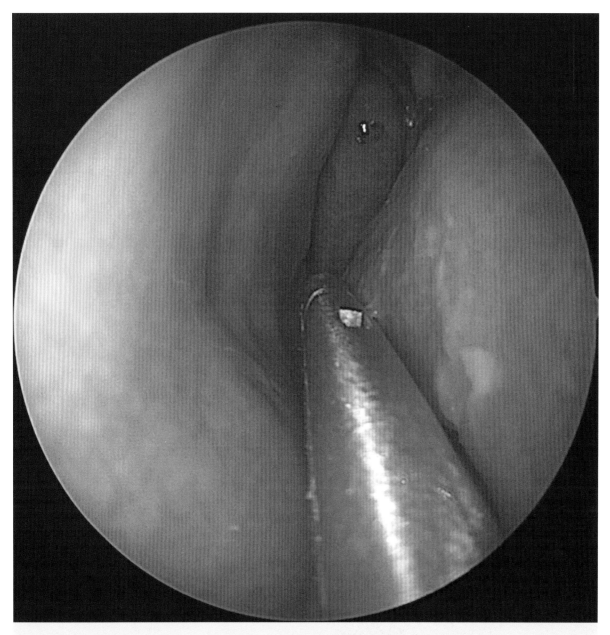

▲ 图 3-14　器械与内镜距离过远

◆ **原则 9**

　　为了改善 0° 内镜的观察效果，鼻腔可使用有角度的镜头，使用 30° 内镜时，将其俯、仰 30° 导入鼻腔，可以获得 0° 内镜同样的视角（图 3-15），同样这一方法适合于 45° 内镜、70° 内镜和 90° 内镜（图 3-16）。

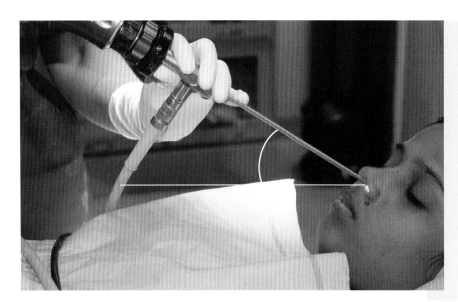

◀ 图 3-15 导入 30°内镜的角度

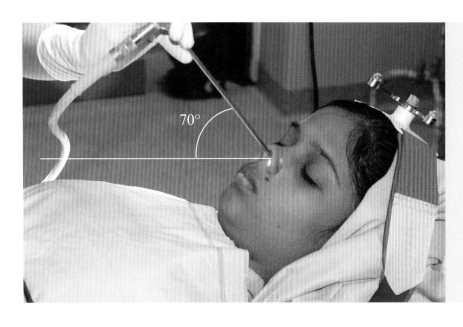

◀ 图 3-16 导入 70°内镜的角度

◆ 原则 10

要给出手术区域整体的视野，内镜对手术区域进行全景观察。

◆ 原则 11

除非你看到器械的尖端，否则不要去拽动或牵拉组织。

◆ **原则 12**

除非在额隐窝中操作，否则应总是在内镜下方操作器械。在额隐窝手术中观察器械末端，器械的角度应大于内镜。

◆ **原则 13**

使用浸泡过肾上腺素溶液（1∶1000）的纱条（充分挤压）来止血，或使用 40℃的生理盐水，这个温度能促进凝血发生（图 3-17）。

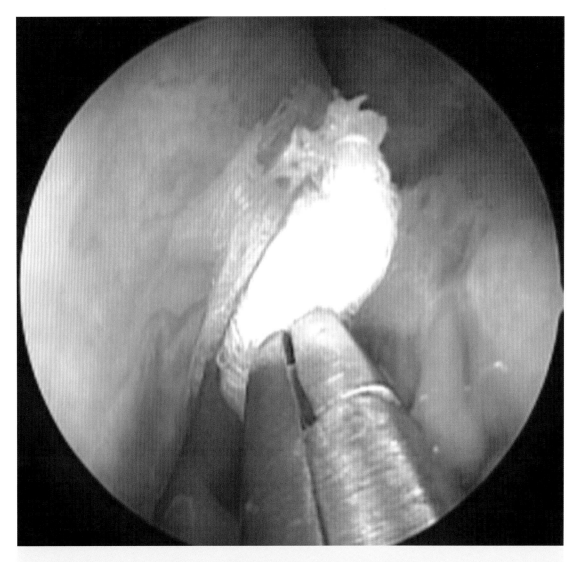

▲ 图 3-17　使用肾上腺素纱条减轻局部充血

◆ 原则 14

中鼻甲处的操作应尽可能轻柔以防止鼻甲骨折（图 3-18）。镜头模糊得越少，操作起来就越迅速。

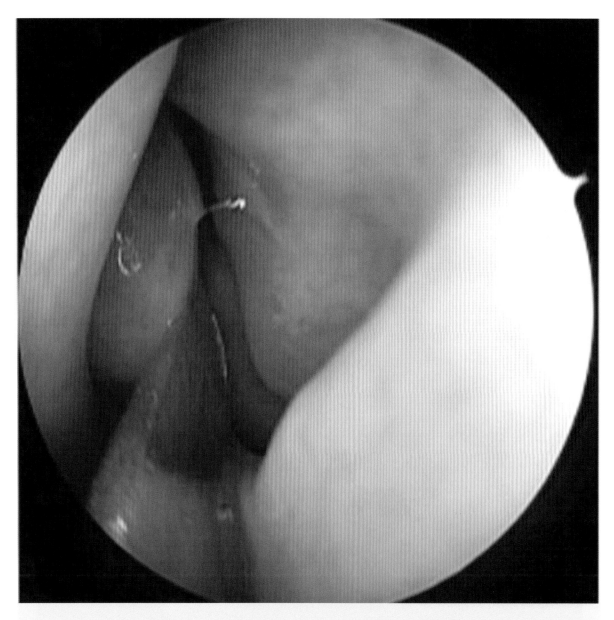

▲ 图 3-18　通过推开中鼻甲，操作视野进入中鼻道

◆ **原则 15**

　　为了防止并发症，内镜摄像头应避免倾斜，因为这会给人一种完全错误的方向感（图 3-19）。在导入内镜之前，门牙或人中可作为一个标志来确定位置。

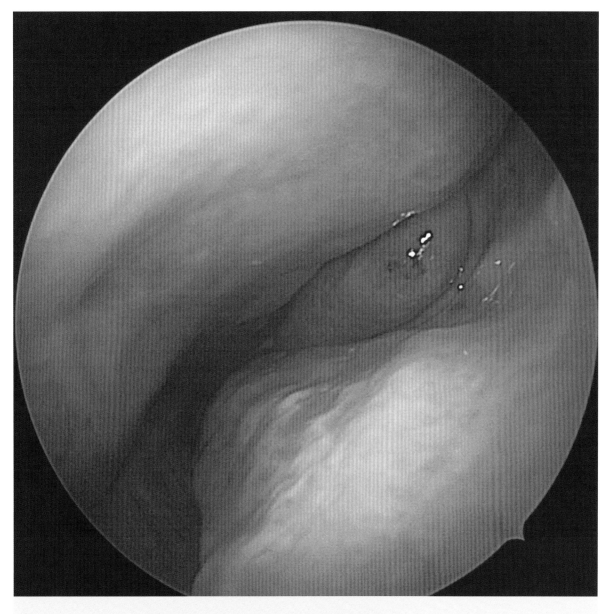

▲ 图 3-19　内镜摄像头倾斜

二、结论

鼻内镜手术的初学者在达到熟练和灵巧之前会遇到一系列的挑战。在作者看来，挑战不仅来自解剖学知识，而且还有必须严格遵守的基本原则，从术中对内镜的使用到正确的视野位置。这些可以帮助外科医师缩短学习曲线，成为一名优秀的外科医师。鉴于此，在真正为患者手术前，作者设计了"Jr 鼻窦模型"进行手眼协调训练。

注： 以上 15 条原则均为作者出于自身经验的总结。

内镜解剖分步教程
鼻旁窦与腹侧颅底
Step-By-Step Approach
to Endoscopic Cadaveric
Dissection
Paranasal Sinuses and the Ventral
Skull Base

第 4 章 功能性内镜鼻窦手术中鼻窦的内镜解剖

Endoscopic Dissection of the Paranasal Sinuses in Functional Endoscopic Sinus Surgery

Narayanan Janakiram   Dharambir S. Sethi   Abhilasha Karunasagar   Bhanu Pratap Chander   著

一、概述

Stammberger 和 Posawetz[1] 指出原发性炎症过程始于鼻腔和筛窦，继而累及体积更大的上颌窦及额窦。炎症首先累及的区域是我们通常所说的窦口鼻道复合体（osteomeatal complex，OMC）。这表明首先受影响的是额窦和上颌窦的引流路径。Messerklinger 技术旨在切除筛窦气房及扩大窦口鼻道复合体内的额窦及上颌窦的前腔以重建其通气及引流功能。结果表明，通过对窦口鼻道复合体病理状态的干预，可以实现鼻窦生理功能的恢复，扩大筛漏斗（上颌窦前腔）和额隐窝（额窦前腔）以治疗鼻窦炎症，无须在较大的上颌窦和额窦中分别进行操作[1]。

1985 年，Kennedy 将恢复鼻窦引流和通气的鼻内镜手术命名为功能性内镜鼻窦手术。这种手术迅速得到了普及，很快成为治疗鼻部炎性疾病的标准方法。当今，鼻内镜手术的适应证已经扩展到几乎所有鼻和腹侧颅底病变。鼻内镜定位和技术是所有经鼻操作的首要前提。

二、功能性内镜鼻窦手术的尸体解剖

尸体解剖是一名成熟的外科医生学习和成长的重要组成部分。新鲜冷冻尸体中的解剖标志与活体组织相似。相比之下，用福尔马林保存的尸体失去了组织的柔韧性。本章将对鼻内镜手术进行各种练习，并附以详细的视频描述。虽然有许多策略可用于完成特定的手术步骤，但本章仅描述了作者的手术方法。

三、鼻内镜检查

作者在此描述了一种新的内镜检查技术，称为"飞行器技术"。

利用鼻翼的弹性，以 0° 观察镜进入鼻腔。在下鼻甲前端水平，观察镜成角度，在中鼻甲及下鼻甲间"起飞"和"飞行"，最终在鼻咽部"降落"。可在撤镜时检查蝶筛窦隐窝。这些区域中任何一个区域的解剖变异 / 病理变化都可能通过一次检查观察到。

注意以下结构，这些是初次功能性内镜鼻窦手术的重要标志。

• 下鼻甲。

- 中鼻甲。
- 中鼻甲腋部。
- 钩突；筛泡。
- 鼻窦副口。
- 咽鼓管隆起；咽鼓管。
- 咽隐窝。
- 上鼻甲；蝶窦开口。

中鼻甲

中鼻甲是初次功能性内镜鼻窦手术的主要标志之一。中鼻甲的每一个附属结构在内镜定位中都是至关重要的。最前面的附属结构是上颌线的起点并形成中鼻甲腋部。这是定位泪囊和额隐窝重要标志。同样地，基板划定了前筛与后筛之间的过渡区。有时中鼻甲气化或反常曲率可能侵占中鼻道，阻塞鼻窦鼻道复合体。在这种情况下，可将中鼻甲向侧方推移或部分切除，但在其他情况下，作者建议尽可能保留中鼻甲。

四、钩突切除术

（一）钩突

钩突是个薄镰刀形的结构，沿矢状面自前上至后下走行。它有一个后游离边缘，通常平行于筛泡的前表面。钩突分为 3 部分，即水平部、中间部和上部。水平部附着在下鼻甲筛突和腭骨，中间部附着在泪骨和眶纸板，上部不同程度地伸入额隐窝，影响额隐窝引流[2]。

钩突于上方附着 3 个结构，即眶内侧壁、中鼻甲和颅底。但是在某些情况下，也可附着于其他多个结构[2, 3]。

根据 Landsberg 和 Friedman 的研究，钩突上方的附着点有 6 种变异（图 4-1 ）。

类型 1：附着于眶纸板层（52% ）。

类型 2：附着于鼻丘气房后内侧壁（18.5% ）。

类型 3：附着于眶纸板和中鼻甲与筛板交界处（17.5% ）。

类型 4：附着于中鼻甲与筛板交界处（7% ）。

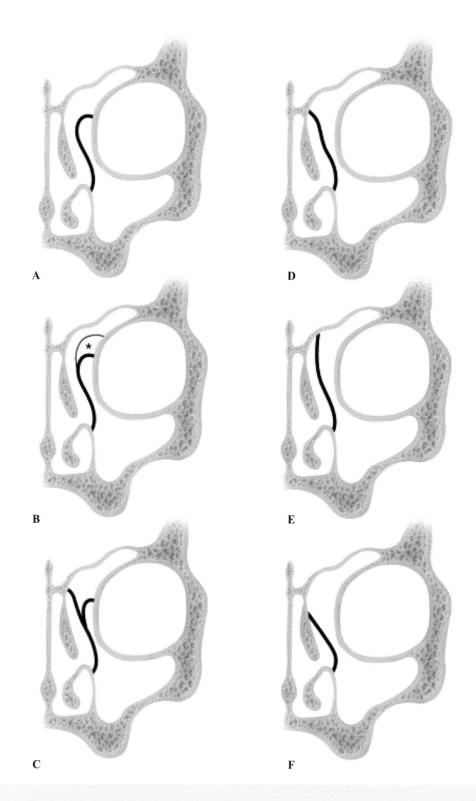

▲ 图 4-1　钩突的上方附着点

A. 附着于眶纸板；B. 附着于鼻丘气房后内侧壁；C. 附着于眶纸板和中鼻甲与筛板交界处；D. 附着于中鼻甲与筛板交界处；E. 附着于颅底；F. 附着于中鼻甲[4]

类型 5：附着于颅底（3.6%）。

类型 6：附着于中鼻甲（1.4%）[4]。

85% 的病例钩突附着于眶内侧壁[5]，因此额窦引流位于钩突内侧。15% 的病例中，钩突附着于中鼻甲或颅底[5]。在这种情况下，额隐窝引流到钩突外侧。

钩突的变异包括钩突位置偏向内侧，偏向外侧，反向变异，并偶见气化。

（二）解剖

初步确定的结构（图 4-2）如下。

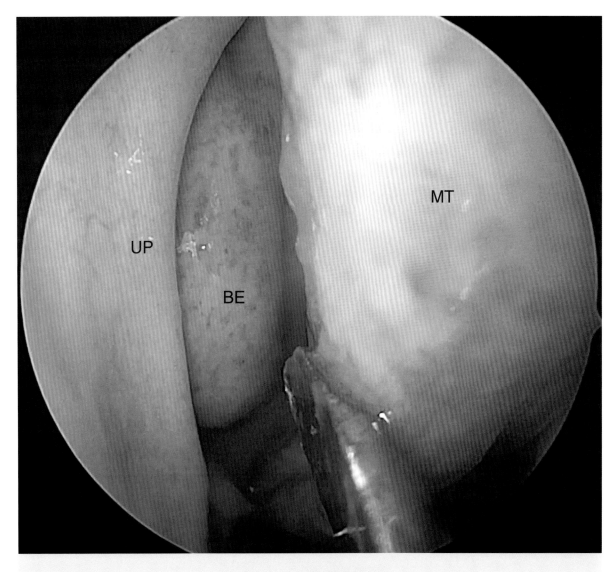

▲ 图 4-2　辨认钩突的后缘

BE. 筛泡；MT. 中鼻甲；UP. 钩突

- 钩突前部附着于泪嵴。

- 钩突游离缘。

- 半月裂下部：钩突与筛泡之间的裂隙（图 4-3）。

- 筛泡（图 4-4）。

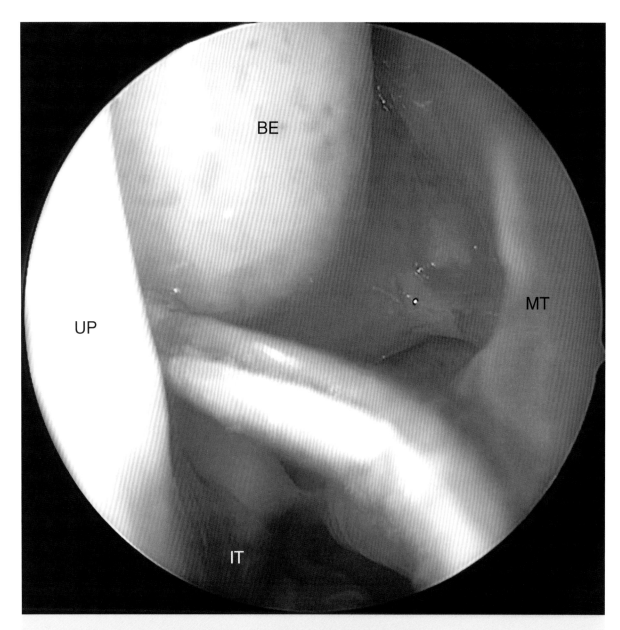

▲ 图 4-3　球形探头指向半月裂下部

BE. 筛泡；IT. 下鼻甲；MT. 中鼻甲；UP. 钩突

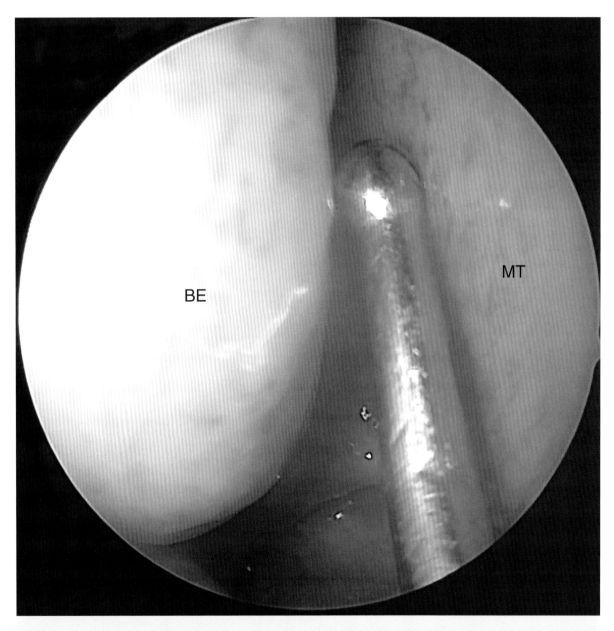

▲ 图 4-4　球形探头指向半月裂上部

BE. 筛泡；MT. 中鼻甲

（三）技术要点（图 4-5 至图 4-7）

1. 使用剥离子，在中鼻甲前端水平向侧方移位下鼻甲（增加中鼻道的操作空间）。

2. 确定钩突游离缘。

3. 确定钩突上 2/3 和下 1/3 的交界处，与筛泡前下部相对应。

4. 在反张咬钳的帮助下，水平切割钩突至上颌线。

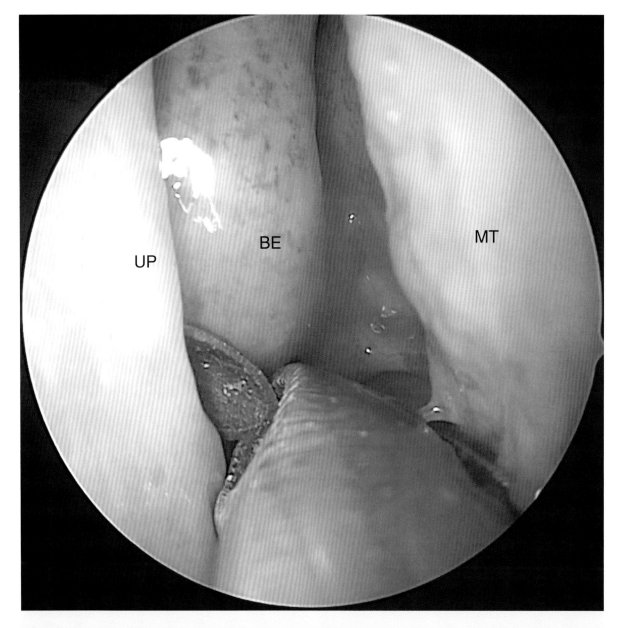

▲ 图 4-5 切除钩突

BE. 筛泡；MT. 中鼻甲；UP. 钩突

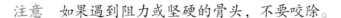

> **注意**　如果遇到阻力或坚硬的骨头，不要咬除。

5. 对钩突水平部进行黏膜下解剖。

6. 钩突上半部分的切除是通过一个探头沿着其垂直部向上移动来完成的。这有助于分离钩突的前附着体。

7. 最后，用切割吸引器 / 90° Blakesley 钳将钩突切除至其上部附着点。

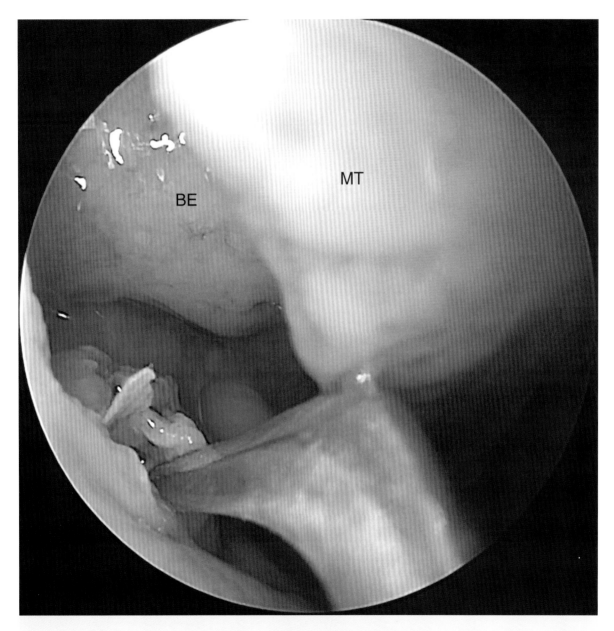

▲ 图 4-6　黏膜下解剖钩突水平支

BE. 筛泡；MT. 中鼻甲

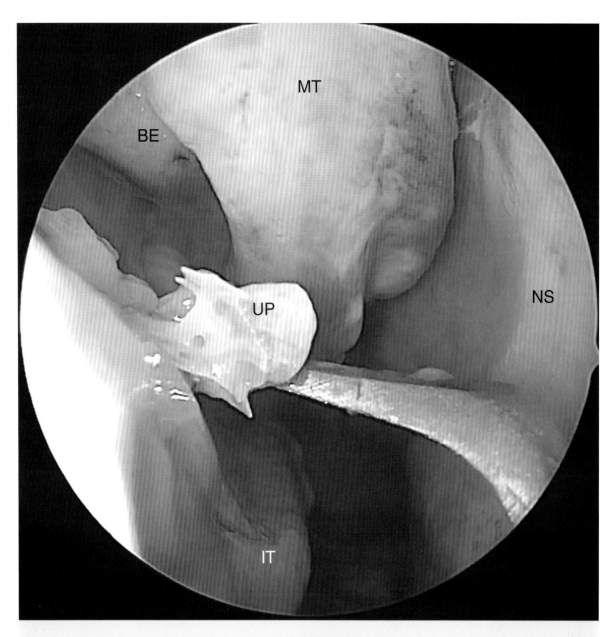

▲图 4-7　切除钩突水平支

BE. 筛泡；IT. 下鼻甲；MT. 中鼻甲；NS. 鼻中隔；UP. 钩突

注意

• 钩突上部附着点的过度牵拉可导致额隐窝解剖架构的破坏，因此解剖钩突上部时必须小心。

• 此外，对中鼻甲腋部区域黏膜的损伤会导致中鼻甲的瘢痕化和侧向粘连。

五、中鼻道开放术（视频 1）

该手术通过开放中鼻道后囟扩大上颌窦自然开口。

技术要点

使用 30° 内镜或 45° 内镜的内镜来观察自然开口。传统上，使用切割吸引器或者 Blakesley 钳扩大开口。然而，这可能会在边缘形成粗糙的表面，导致中鼻道开放处狭窄甚至闭合[6]。这些可通过"钩突瓣"技术来克服（图 4-8）。

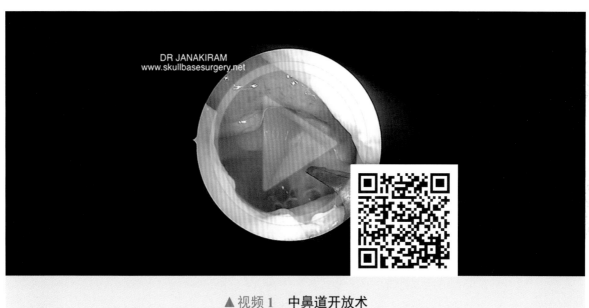

▲ 视频 1　中鼻道开放术

https://www.thieme.de/de/q.htm?p=opn/cs/19/9/10190069-f1d500fa

清除钩突水平部内侧面的黏膜，随后，用镰刀将钩突的水平部骨质切除，保留钩突外侧面的黏膜。

在上颌窦顶部齐平的位置用剪刀向后切开黏膜，止于鼻窦副口，在钩突的水平部的前端做另一垂直切口。

制备一个基底位于下方的钩突瓣，可以覆盖在下鼻甲上表面的黏膜上。作者观察到使用该皮瓣的狭窄率 < 5%。

使用 45° 观察镜，可以完全检查上颌窦的内部（图 4-9）。

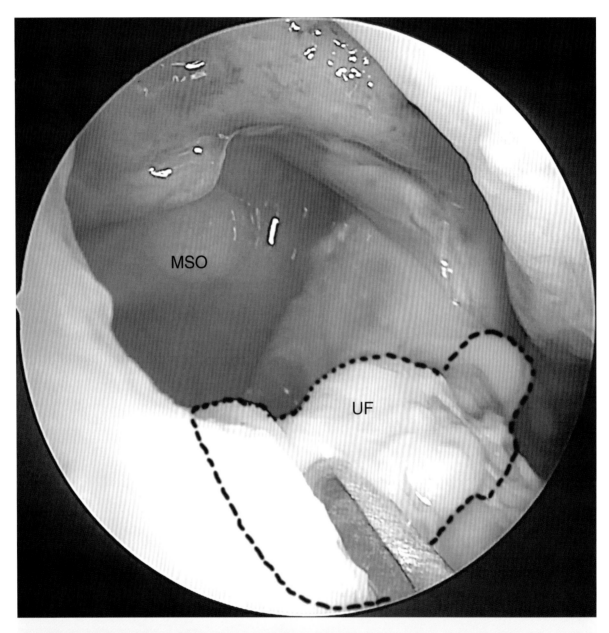

▲ 图 4-8 钩突瓣

UF. 钩突瓣;MSO. 上颌窦开口

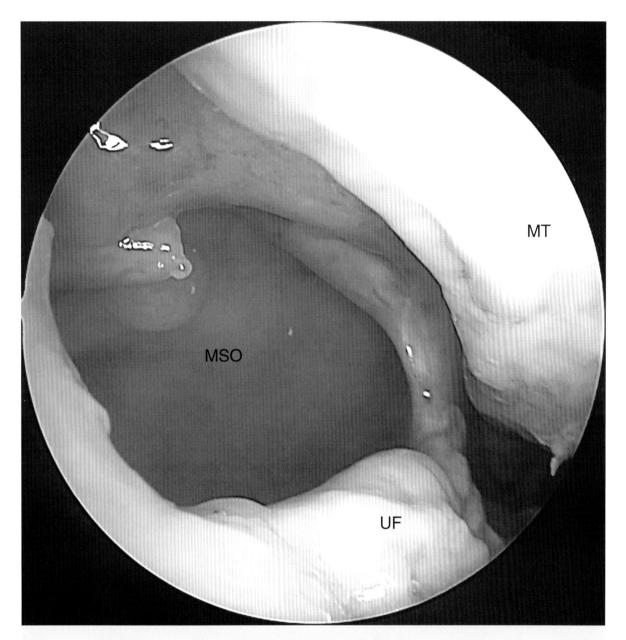

▲ 图 4-9　中鼻道开放术

UF. 钩突瓣；MSO. 上颌窦开口；MT. 中鼻甲

作者所在的中心遵循了一些实用的原则来实施中鼻道开放术。切除附着于下鼻甲上缘的钩突水平部，并将其作为中鼻道开放的下缘。同样方法，开放的上限是筛骨的眶板（即纸样板）和上颌窦顶的交界处。在不损伤任何重要结构的前提下，开放的后界延伸至上颌窦后壁。在前方，用探针移除钩状突垂直部，清除钩状突上方黏膜，尽量减少对覆盖在骨性鼻泪管表面黏膜的损伤。如存在上颌窦副口，解剖中可见其与上颌窦口相连。

六、额隐窝

额隐窝形成额窦的筛前腔。FESS 主要涉及额隐窝的清理。额窦的非炎性病变如肿瘤通常需要通过 Draf 手术实现更大范围的暴露。筛前凹和额隐窝是解剖学上变异很多的区域。因为额隐窝的边界由以下 4 个独立的解剖结构组成。

- 眶纸板。
- 中鼻甲和筛板侧板的连接处。
- 额喙与鼻丘。
- 筛前动脉。

同样，额骨与筛房气化及其与额隐窝和眼眶的关系形成了下文所述的独特解剖结构。

（一）鼻丘气房

这是额喙气化形成的最前方的筛房，形成了额隐窝的前界，且鼻丘气房对额隐窝的形成影响很大；值得注意的是，在手术中切除后，体积较大的鼻丘将导致额隐窝变宽（相较于体积较小鼻丘和较厚、气化不良的额喙）。

（二）鼻丘上部 / 额 / 额筛气房

额隐窝处可能有单个或多层气房，并向上突至额窦。它们也可以完全位于额窦内。Kuhn 将这些气房分为以下 4 种类型。

- 类型 1：在鼻丘气房上方的单个额隐窝气房。
- 类型 2：在鼻丘气房上方的多层额隐窝气房。
- 类型 3：单个巨大气房向头端气化至额窦。
- 类型 4（从最初分类中修订而来）：单个气房进入额窦并超过额窦垂直高度的 50%。

（三）筛泡上气房

位于筛泡上方的气房，其后壁由颅底形成，不凸入额窦。

（四）眶上筛房

眶上筛房是在眼眶上方气化，并使筛前动脉分叉的前组筛窦气房[7]。

七、额隐窝解剖（视频 2）

额隐窝的边界如下。
- 前界：鼻丘。
- 后界：筛前动脉。
- 内侧界：中鼻甲。
- 外侧界：筛骨纸样板。

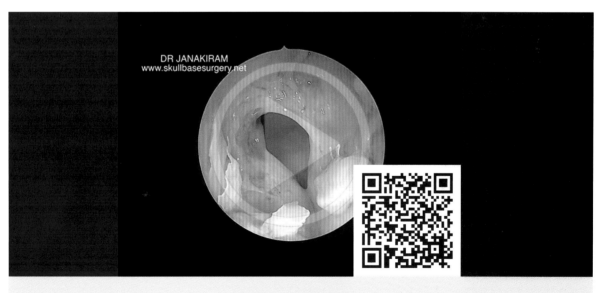

▲ 视频 2　额隐窝解剖

https://www.thieme.de/de/q.htm?p=opn/cs/19/9/10190070-03ae8685

技术要点[8]（图 4-10 至图 4-13）

下面将介绍打开额隐窝并保持筛泡完整的解剖技术。这种方法不太可能损伤筛前动脉，因为筛泡的上方附着点位于血管的前方。利用 45° 内镜定位鼻丘气房，然后在中鼻甲上部附着点和鼻丘（鼻丘气房的后部和内侧）之间滑动一个额窦球头探针。

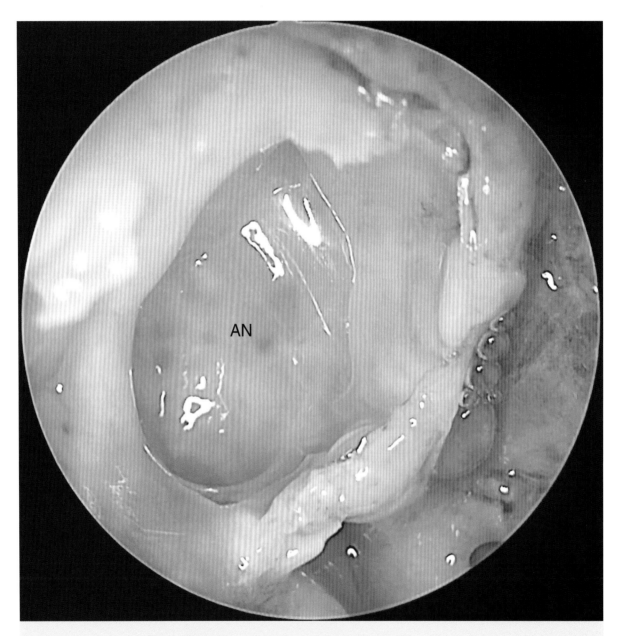

▲ 图 4-10　去除钩突垂直部后可见鼻丘气房

AN. 鼻丘气房

在最大限度黏膜保护下，鼻丘被轻轻地向前和侧方推移。这样就会打开额窦，进行额窦内观察。以上所描述的额窦引流途径称为内侧引流，见于 70% 的患者。

在其他情况下，额隐窝可由蝶窦口从后向前沿筛凹找到。额隐窝通常位于筛前凹的前方。额隐窝位于筛前管的正前方或筛房的正前方。

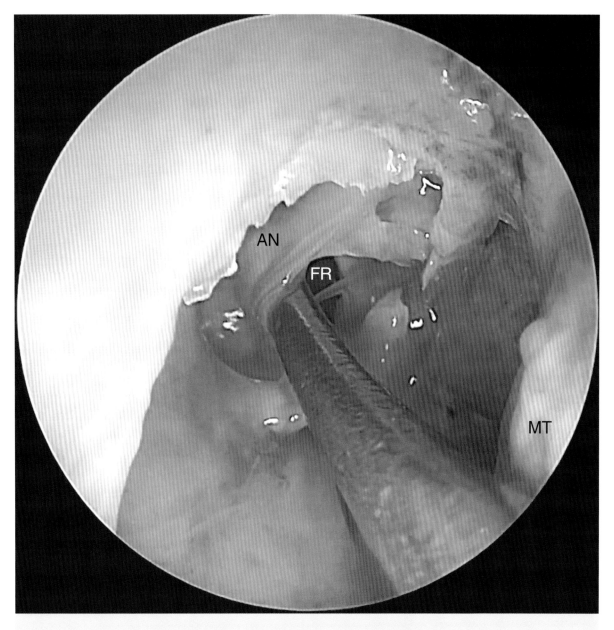

▲ 图 4-11　打开鼻丘气房可见额隐窝

AN. 鼻丘气房；FR. 额隐窝；MT. 中鼻甲

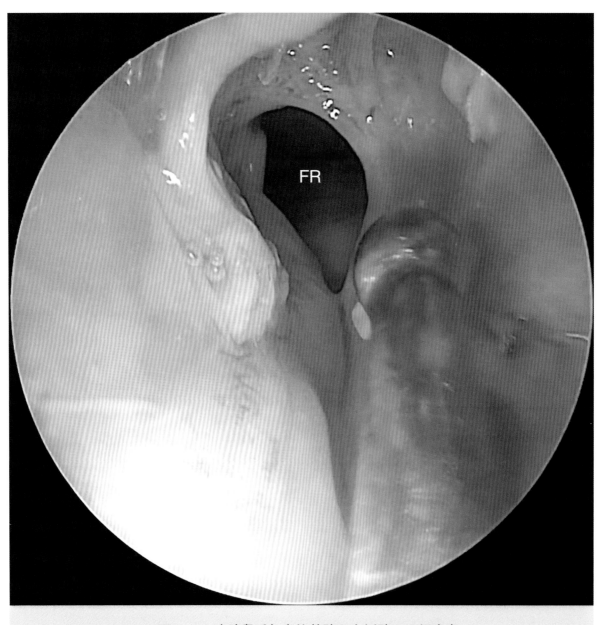

▲图 4-12　去除鼻丘气房的前壁和内侧壁可见额隐窝

FR. 额隐窝

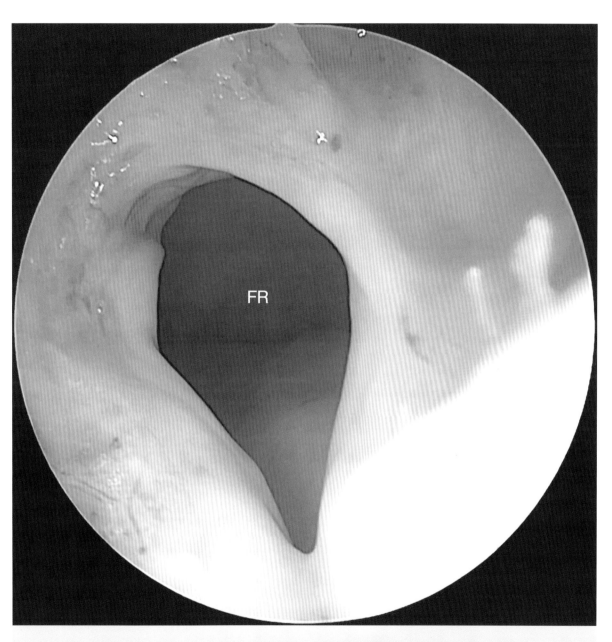

▲ 图 4-13　通过额隐窝观察额窦

FR. 额隐窝

> 注意　不同的额窦引流路径由钩突附着点决定。如果钩突附着在中鼻甲／颅底，额窦直接引流进入漏斗，称为外侧引流。

八、前组筛窦解剖（视频 3）

筛泡是最大的前筛气房，由以下 6 个壁组成。

- 前壁。
- 内侧壁（与半月裂孔上部外侧壁相关）。
- 侧壁（筛骨纸样板）。
- 后壁（与筛泡后隐窝相关）。
- 上壁（可附着于颅底／与筛泡上隐窝相关）。
- 下壁。

技术要点

1. 在确定筛泡前壁后，用切割吸引器或 Blakesley 钳将其向前下开放（图 4-14）。

2. 借助 45° 内镜检查颅底。如果打开筛泡后无法看到颅底，说明存在筛泡上气房。应使用微清创器／球头探针小心地去除这些气房。

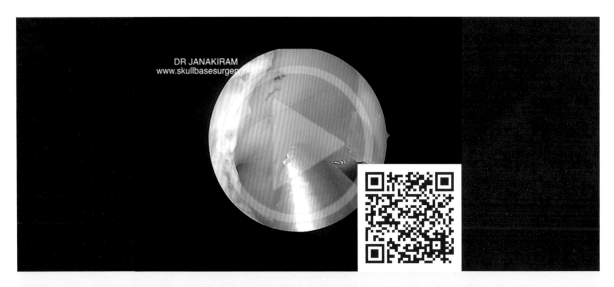

▲ 视频 3　前组后组筛窦开放术、蝶窦开放术继前颅底解剖

https://www.thieme.de/de/q.htm?p=opn/cs/19/9/10190071-f9b17b02

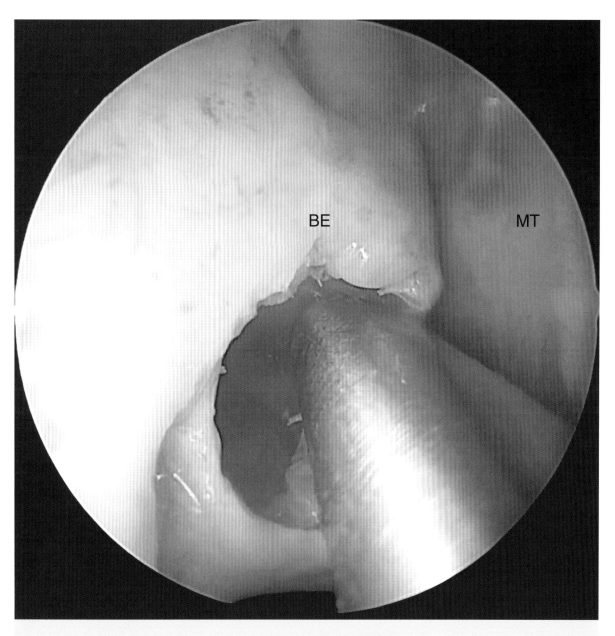

▲ 图 4-14　从内下方开放筛泡
BE. 筛泡；MT. 中鼻甲

3. 清除所有前筛气房后，可见以下结构。

(1) 筛前神经血管束从后到前、从外侧到内侧斜向走行。

(2) 额窦后壁与筛前动脉之间的部分前凹。

重要的是要了解在前筛气房的解剖过程中，筛泡上气房或眶上气房的存在增加了筛前管分叉的概率，增大了清理筛顶时无意中损伤筛前动脉的可能性。另一个重要的方面是，在处理筛泡侧壁时，应在该壁与眶纸板平行的方向（即由前向后）进行。

九、后筛解剖（视频 3）

后筛的边界如下。
- 前界：中鼻甲基板。
- 后界：蝶窦前壁。
- 外界：筛骨纸样板。
- 上界：前颅底后部。
- 内侧界：上鼻甲。

技术要点

1. 确定中鼻甲基板后，应用 Blakesley 钳沿中鼻甲水平附着点处理。

2. 用黏膜钳在中鼻甲基板的内下方进行开放（图 4–15）。

3. 去除所有的筛房暴露前颅底后部。

> 注意　颅底自前向后逐步向下倾斜。纸样板外观为淡黄色而颅底呈珍珠白色，此处可见筛后神经血管束。

与前筛类似，该区域外侧壁解剖的重点主要是纸样板以及后部的视神经。部分后筛过度气化，突入蝶窦内称为蝶筛气房或 Onodi 气房。该气房的外侧边界可以看到视神经管，术前 CT 可确认该气房的存在。

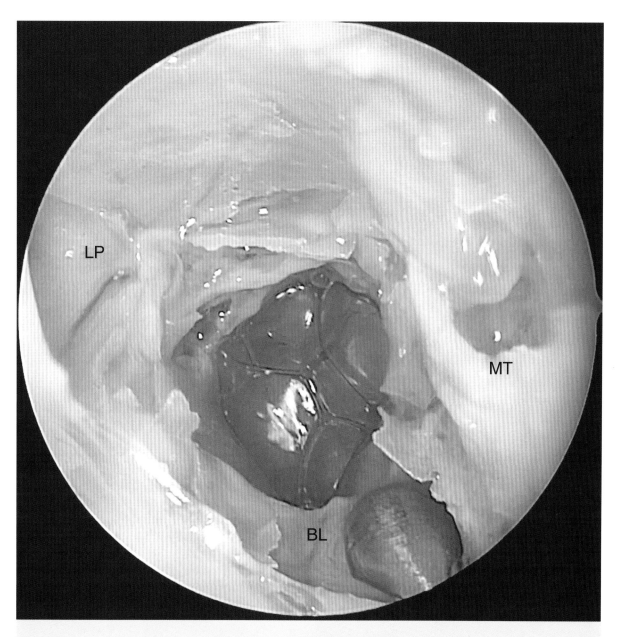

▲图 4-15　打开基板进入后筛

BL. 基板；LP. 纸样板；MT. 中鼻甲

十、蝶窦的解剖（视频 3）

以下 3 条路径可以到达蝶窦。

• 外侧路径：自后筛内侧向后下方解剖。

- 中间路径：上鼻道开窗。

- 内侧路径：侧方移位中鼻甲，到达蝶窦开口。

中间路径

1. 筛泡的下壁向中鼻甲后端延伸。

2. 应用切割吸引器清理，刀头方向朝向内侧，注意不要破坏鼻中隔黏膜。

3. 识别出上鼻甲的前端，并轻轻向侧方移位以识别蝶窦开口（图 4-16）。

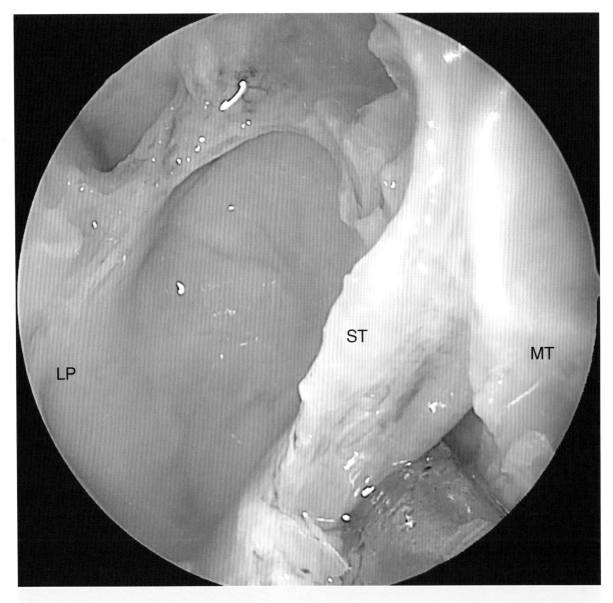

▲ 图 4-16　上鼻道开窗

LP. 纸样板；MT. 中鼻甲；ST. 上鼻甲

4. 使用 Silcut 钳切除上鼻甲的下 1/3（图 4-17）。

5. 现在可以看到蝶窦开口，并使用 Stammberger 蘑菇形钻头将其加宽。

以下结构可在蝶窦内辨认出来（图 4-18）。

- 眶尖。

- 视神经。

- 颈内动脉。

- 鞍底。

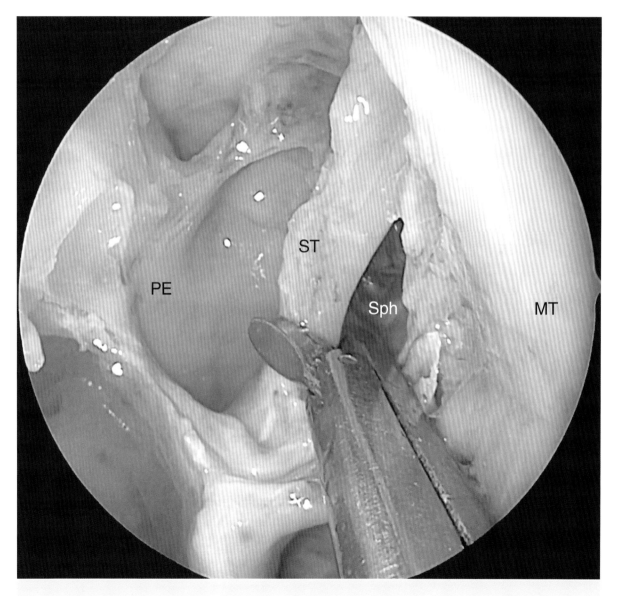

▲ 图 4-17　切除下 1/3 上鼻甲

MT. 中鼻甲；PE. 后筛；Sph. 蝶窦；ST. 上鼻甲

注意筛后动脉与蝶窦前壁的位置关系。

当解剖全部完成后，就可以从后到前辨认颅底的各种结构（图 4-19，图 4-20）。

- 后筛的神经血管束。

  ➤ 后凹。

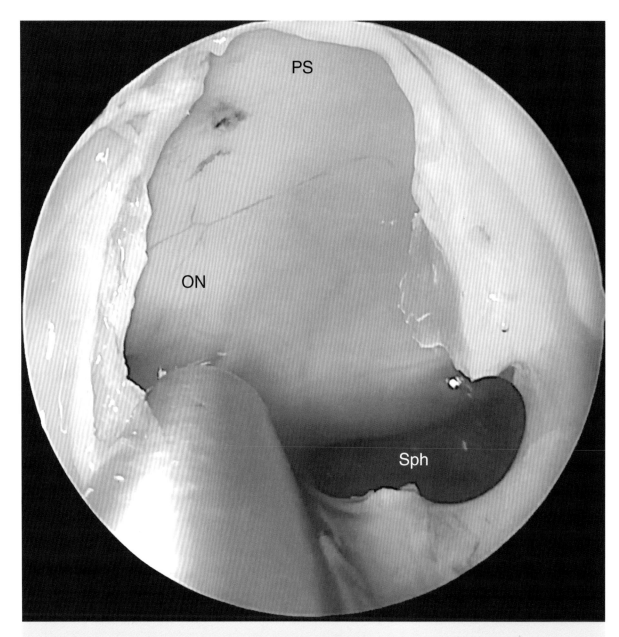

▲ 图 4-18　扩大蝶窦

ON. 视神经；PS. 蝶骨平台；Sph. 蝶窦

• 前筛的神经血管束。

➢ 前凹。

➢ 额隐窝。

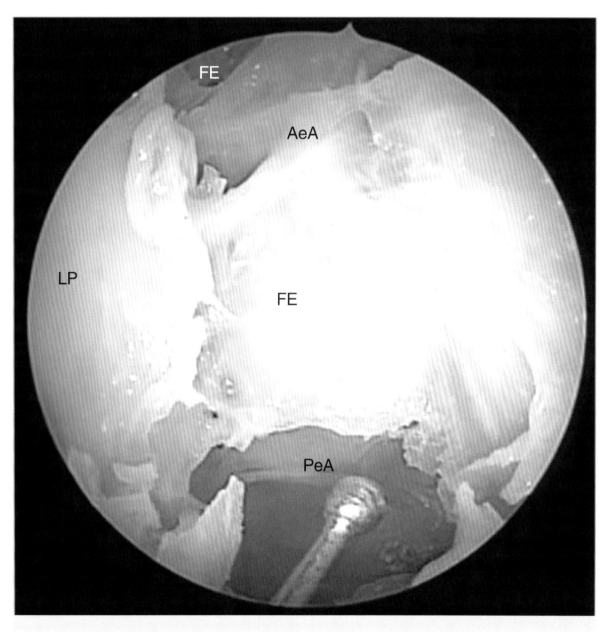

▲ 图 4-19　颅底

AeA. 筛前动脉；FE. 筛凹；LP. 纸样板；PeA. 筛后动脉

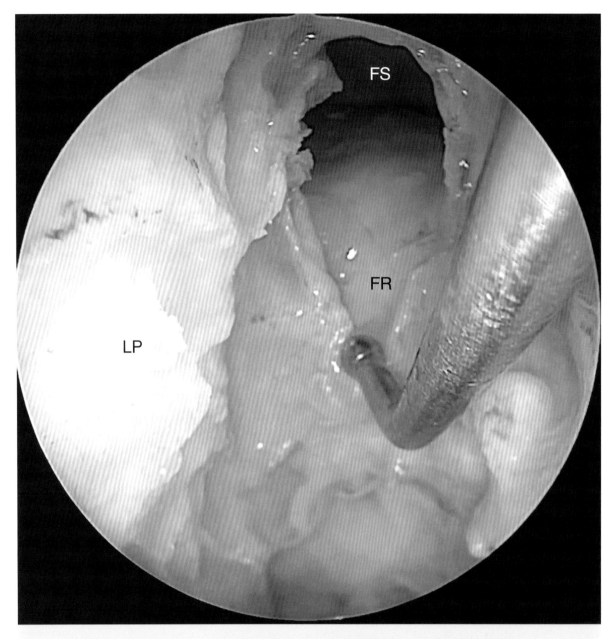

▲ 图 4-20　扩大的额隐窝
FR. 额隐窝；FS. 额窦；LP. 纸样板

十一、内镜下泪囊鼻腔吻合术 – 改良入路（视频 4）

　　泪囊位于中鼻甲前方的鼻腔侧壁，上缘延伸至中鼻甲附着点的上方。上颌线有助于辨别泪囊，泪囊的外观为中鼻道腋部和下鼻甲之间的凸起。使用基底位于下方的黏膜瓣与 Wormod 所描述的技术不同 [9]。下方黏膜瓣的使用对手术的成功至关重要，因为它确保了泪囊的充分暴露 [9]，黏膜瓣的应用促进了早期的黏膜化形成且不会阻碍手术进程。在这个过程中，没有残留骨质暴露，肉芽也很小；因此，早期可以观察到极好的愈合。

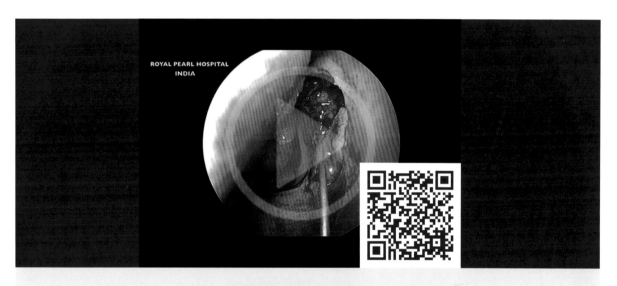

▲ 视频 4　内镜下泪囊鼻腔吻合术 – 改良入路

https://www.thieme.de/de/q.htm?p=opn/cs/19/9/10190072-ea7a7f82

技术要点[10]

1. 应用直径为 4mm 的 0° 内镜。

2. 在鼻侧壁上用刀做一个以下方为基底的黏膜瓣，显露泪骨和上颌骨的额突。

3. 上方切口在中鼻甲腋部正上方，前方切口在中鼻甲腋部前方 8mm，后部的切口位于钩突的前方（图 4-21）。

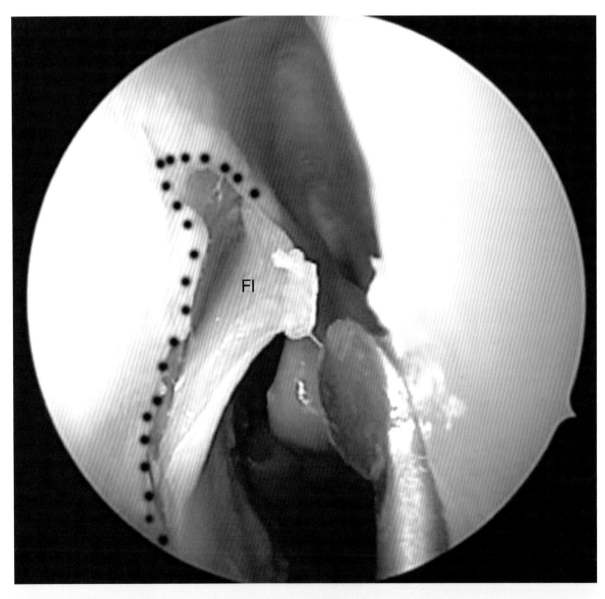

▲ 图 4-21　黏膜瓣的切口

FI. 黏膜瓣

4. 用刀在中鼻甲腋部前方形成 0.5cm×0.5cm 的黏膜瓣，然后用剥离子缓慢剥离，此处黏膜瓣是覆盖在泪囊上的黏膜，用剥离子将黏膜瓣从骨质结构上自前向后进行分离，在黏膜瓣后缘应用黏膜钳自后缘向下牵拉使其与鼻黏膜分开，此处操作避免使用吸引器。

5. 基底位于下方的黏膜瓣旋转后置于下鼻甲上（图 4-22）。与骨质或鼻黏膜的粘连都要用剪刀剪断。

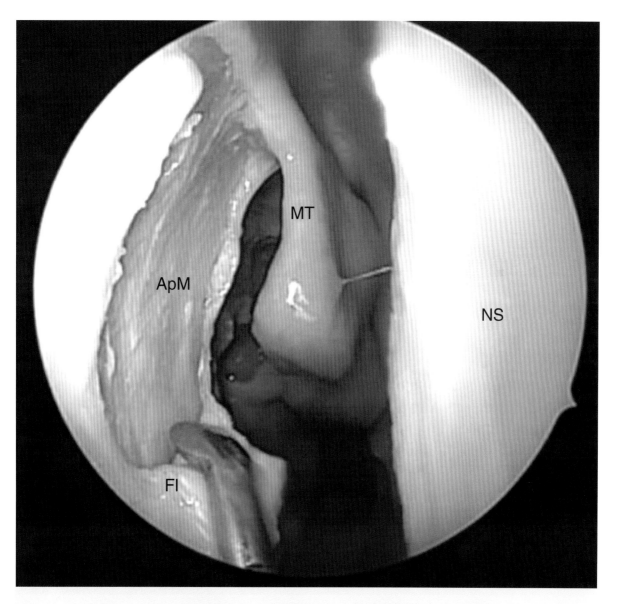

▲ 图 4-22 基底位于下方的黏膜瓣

ApM. 上颌骨额突升部；FI. 黏膜瓣；MT. 中鼻甲；NS. 鼻中隔

6. 上颌骨的额突位于黏膜瓣的上方，应用 2mm 的咬骨钳自后向前咬除（图 4-23），在此过程中，要保持向内侧牵拉以避免泪囊的压迫和损伤。

7. 应用磨钻磨除泪囊处较厚的骨质，显露泪囊底部，避免施加压力，以避免泪囊损伤。轻轻去除泪囊表面较薄的骨质。确保彻底去除骨质（图 4-24）。

8. 去除骨质后，在泪囊的内侧壁上可观察到骨内膜层（图 4-24）。

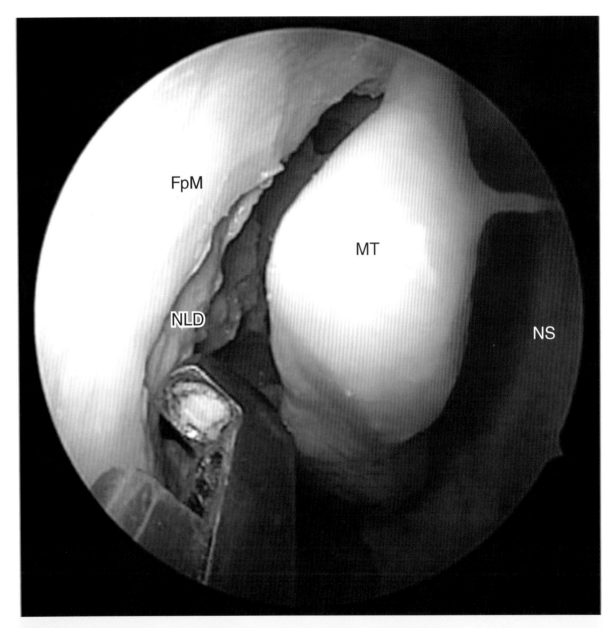

▲ 图 4-23　上颌骨额突被磨除，暴露鼻泪管

FpM. 上颌骨额突；MT. 中鼻甲；NLD. 鼻泪管；NS. 鼻中隔

9. 在改良的技术中，泪囊骨内膜层的去除与泪囊内皮层的去除是分开进行的。用镰状钩刀轻轻地向下去除泪囊骨内膜层（图 4-25）。

10. 然后用 11 号刀片切开泪囊的内侧壁，让积聚的脓液排出。于泪囊内侧壁前方和后方制作瓣，泪囊形成袋子的形状，可以看到鼻泪管的开口。进行鼻泪管冲洗，去除堵塞的黏液并确保引流通畅。

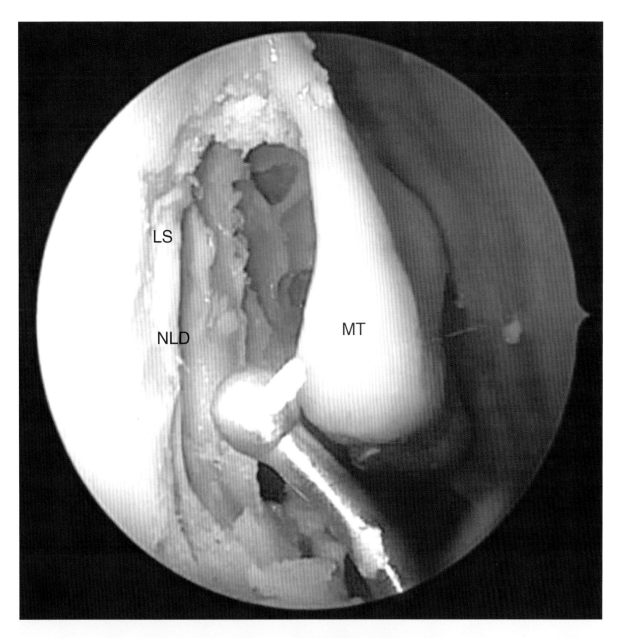

▲ 图 4-24　显露泪囊和鼻泪管

LS. 泪囊；MT. 中鼻甲；NLD. 鼻泪管

11. 基底位于下方的黏膜瓣重新复位与鼻腔黏膜贴附，避免骨质显露（图 4-26），将基底位于泪囊前部的黏膜瓣放置在基底位于下方的黏膜瓣的表面，基底位于泪囊后部的黏膜瓣放置在钩突上。

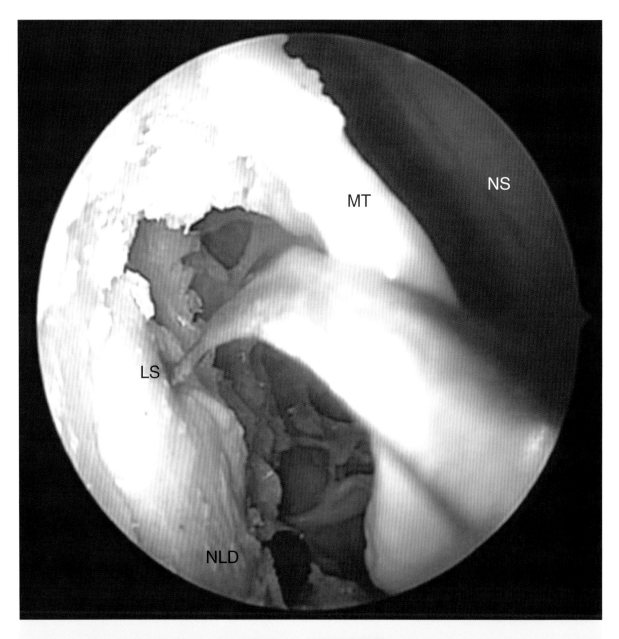

▲图 4-25 切开泪囊内层
LS. 泪囊；MT. 中鼻甲；NLD. 鼻泪管；NS. 鼻中隔

注意　不推荐使用激光、射频消融、黏膜瓣切除和透热疗法，这些方法的失败率都很高。

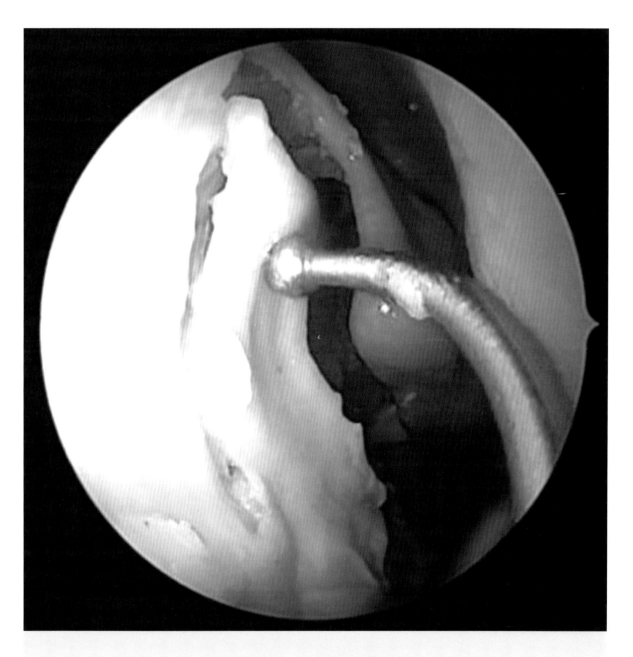

▲ 图 4-26　复位黏膜瓣

参 考 文 献

[1] Stammberger H, Posawetz W. Functional endoscopic sinus surgery. Concept, indications and results of the Messerklinger technique. Eur Arch Otorhinolaryngol 1990;247(2):63-76

[2] Wormald PJ. The agger nasi cell; the key to understanding the anatomy of the frontal recess. Otolaryngol Head Neck Surg 2003; 129(5):497-507

[3] zhang L, Han D, Ge W, er al, Anatomical and computed tomographic analysis of the interaction between the uncinate process and the agger nasi cell, Acta Otolaryngol 2006;126(8):845-852

[4] Landsberg R, Friedman M. Acomputer-assisted anatomical study of the nasofrontal region. Laryngoscope 2001;111(12):2125-2130

[5] EI-Shazly AE, Poirrier AL, Cabay J, Lefebvre PP, Anatomical variations of the lateral nasal wall; the secondary and accessory middle turbinates.

Cin Anat 201 2;25(3):340-346

[6] Wormald PJ, McDonogh M. The 'swing door' technique for uncinectomy in endoscopic sinus surgery. J Laryngol Otol 1998; 112(6):547-551

[7] Wormald PJ, Hoseman W, Callejas C, et al, The International Frontal Sinus Anatomy Classification (IFAC) and Classification of the Extent of Endoscopic Frontal Sinus Surgery (EFSS). Int Forum Allergy Rhinol 2016;6(7):677--696

[8] Draf W. Endonasal microendoscopic frontal sinus surgery, the Fulda concept. Oper Tech Otolaryngol-Head Neck Surg 1991;2:234-240

[9] Wormald PJ. Powered endoscopic dacyoystorhinostomy. Laryngoscope 2002; 1(1):69-72

[10] Janakiram TN, Suri N, Sharma SB. Modified approach to powered endoscopic dacryo-cystorhinostomy.J Laryngol Otol 2016;130(3): 261-264

内镜解剖分步教程
鼻旁窦与腹侧颅底
Step-By-Step Approach
to Endoscopic Cadaveric
Dissection
Paranasal Sinuses and the Ventral
Skull Base

第 5 章　腹侧颅底解剖技巧

Tips and Tricks in Ventral
Skull Base Dissection

Narayanan Janakiram　　Dharambir S. Sethi　　Onkar K. Deshmukh　　Arvindh K. Gananathan　　著

一、概述

腹侧颅底是神经外科和耳鼻咽喉科手术区域之间复杂解剖的分水岭。前颅底解剖结构的复杂性源自其与重要神经血管结构的复杂相互关系。鼻旁窦的不同气化方式而导致的诸多解剖变异使得这种情况更加复杂。

经鼻内镜入路拥有清晰的视野，可到达腹侧颅底的不同区域，从而更彻底地切除肿瘤。它的优点还包括更好的美容效果、更少的并发症，取得更好的手术效果。对内镜解剖的准确定位、全面了解解剖变化、专业的手术经验和合适的手术器械是内镜手术处理颅底病变的首要前提。

熟练掌握复杂的内镜颅底手术技术可取得良好的手术效果，达到这一目标需进行持续的内镜下尸体颅底解剖。解剖训练可以使术者熟悉不同的骨性结构变异、二维图像下的手术操作，还有助于获得适当的实践技能。这能保证受训者 / 解剖者识别重要的解剖标志，避免损伤关键的神经血管结构。

颅底基础训练的另一个重要内容是加强对颅底影像的解析。计算机断层扫描（CT）有助于识别解剖学变异，也有助于巩固掌握颅底手术的路线图。磁共振成像（MRI）可以更好地了解肿瘤的扩展和软组织的侵犯，重复比较冠状 CT 和内镜图像对保持正确的手术方向很有帮助。对于颅底外科医师而言，基于影像图片在脑海中重建颅底解剖与病变的三维关系至关重要，这有助于选择适合的手术入路，既能够充分暴露并全切肿瘤又可以避免并发症。

作者强调在邻近颅底手术室的地方进行解剖培训，以制订颅底手术的确定方案。我们还建议由两个外科医师组成的团队进行尸体解剖，因为在许多手术入路中，都涉及外科医师的双鼻孔技术。这一团队由两个外科医师组成，一位外科医师手持内镜以保持恒定且动态的视图，而另一位则可以双手操作。两位外科医师都应具备足够的内镜解剖学知识，并且同样专注于该领域，这一点至关重要，这将有助于提高颅底手术团队协调能力。

本书描述了各种鼻内镜显露腹侧颅底的手术入路，从前方至额窦、后方至 C_2 椎骨，横向至两侧颞下窝。在训练中，沿这些入路按照不同轴向、逐渐递进进行解剖。

二、总体原则

内镜颅底手术是通过天然鼻腔通路进行深部侵入性手术，了解这一点至关重要。在颅底手术中遵守某些原则有助于手术方案的选择，以达到预期疗效并避免并发症。

在过去的 20 年中，通过不同专业的共同努力，腹侧颅底手术取得了革命性进步。一支由耳鼻咽喉科医师、神经外科医师、麻醉医师、内分泌科医师、重症科医师和放射科医师组成的良好团队共同协作，制订手术计划，并合作完成手术，确保患者获得最佳效果。对于术者而言，为达到安全、最大限度地切除颅底病变，术前对病变进行三维导航并采用最合适的手术入路至关重要。术前规划好手术入路和重建方案有助于预判可能遇到的重要神经血管结构，从而避免并发症。接受培训者应当有意识地在其颅底外科的职业早期阶段养成这种习惯。

FESS 和内镜 VSB 手术的基本手术原则有一些根本区别。FESS 的解剖旨在恢复鼻和鼻旁窦的黏膜纤毛运输功能，是"保留"操作，而 VSB 手术在鼻腔阶段的操作主要是为了获得最大的暴露以获得最佳的通路。这需要清除手术路径中的鼻窦内黏膜，露出下方的骨质，避免在进行进一步操作时黏膜出血，并有助于移植物的制备，防止术后黏膜囊肿的形成。这种操作在鼻腔硬膜外部分更为激进，而在硬膜内操作时需更加谨慎（显微解剖）。

VSB 手术通过切除部分右侧的中鼻甲和双侧的后筛，广泛暴露硬膜外结构，达到"一个半"腔的标准（"一个半"腔的一个腔是指用于器械操作的一侧鼻腔和蝶窦，"半腔"是后筛切除产生的空间，用于放置直径 4mm 内镜）。这种暴露几乎在所有 VSB 操作中都是必需的。

双人四手法是内镜 VSB 手术的必要前提，主要原因包括以下几个方面。首先，双手显微解剖技术利用双侧鼻腔通道和两个器械，增强了外科医师在关键区域的灵活性和可操作性。其次，双人四手法不管器械位置在哪里，都可以提供清晰的动态视图（全景显示关键结构的定位和抵近视图）。四手操作方法的另一个优点是减少了冲洗内镜的频率，最大限度地缓解外科医师的疲劳。

在进行双人解剖时，外科医师必须通过两个鼻腔进行手术。鼻中隔后部切除术或开窗是双鼻孔入路的先决条件（图 5-1）。建议在进行双人四手解剖时，助手在右鼻孔的上部置入内镜。手术医师的左手握住吸引器插入右侧鼻孔下部，右手持器械从左侧鼻孔进出（图 5-2）。左手吸引器可作为深度感知的标记，也可以在处理纤维状或实性肿瘤时用作分离工具。

颅底手术需要团队的良好配合，团队中的两个医师需了解对方的意图、能力及局限，必须保持一支稳定的团队来舒适地进行解剖和手术（图 5-3）。

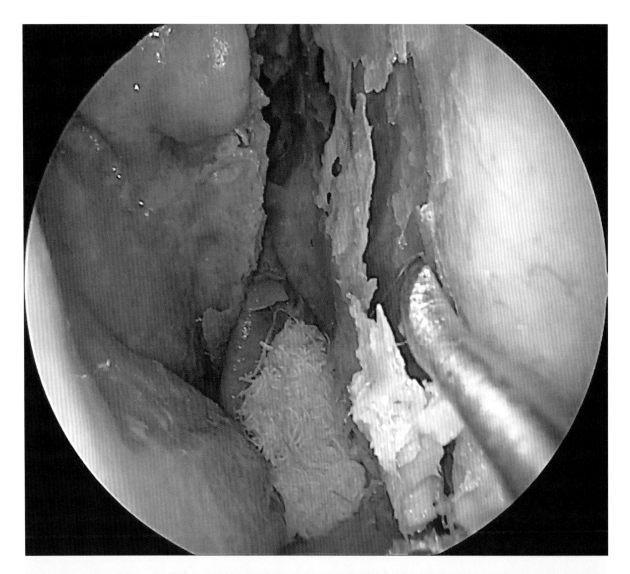

▲ 图 5-1　内镜图像显示从右侧进行鼻中隔后部切除术

分离鼻中隔黏膜瓣后，于骨软骨接合处分离，并去除鼻中隔骨质部分，另一侧的黏膜软骨被去除或抬起

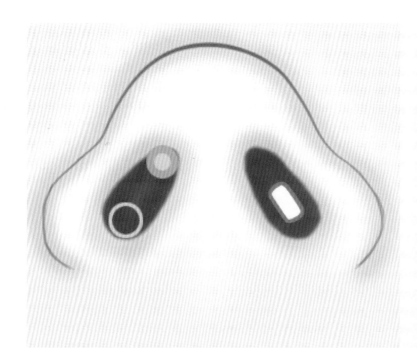

◀ 图 5-2　显示内镜双人四手内镜在右侧鼻腔中的位置和吸引器的位置，以及左侧鼻腔中器械的位置

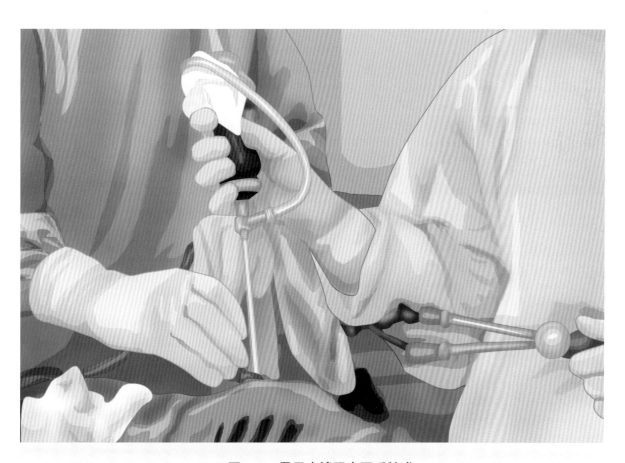

▲ 图 5-3　显示内镜双人四手技术

颅底手术需要一套专用的高精度仪器，特殊的操作由特定的仪器完成。当双人进行手术时，器械和内镜不应交叉以免限制彼此的操作。一般来说，显示上方视野（器械位于内镜下方）有利于手术操作，但在某些情况下（如鞍上手术、开放颅腔或使用成角度内镜时），这种显露方法则是不明智的。最后，通过大量的解剖和实践，外科医师才能掌握内镜颅底手术的技能，并能够在这个领域协调合作、精益求精。尸体解剖是外科医师提高腹侧颅底手术水平必不可少的先决条件（图 5-4）。

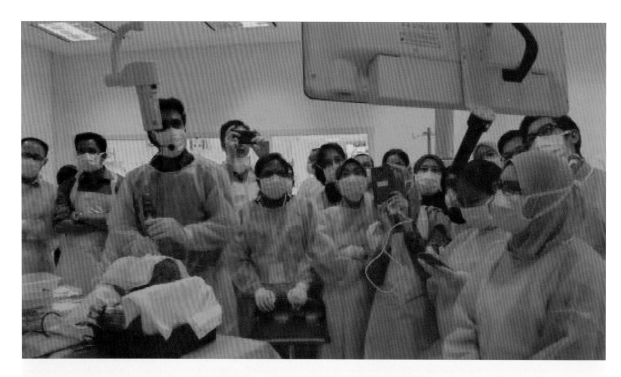

▲ 图 5-4　作者在进行尸体解剖讲解

内镜解剖分步教程
鼻旁窦与腹侧颅底
Step-By-Step Approach
to Endoscopic Cadaveric
Dissection
Paranasal Sinuses and the Ventral
Skull Base

第 6 章　带蒂黏膜瓣的制备及在颅底重建中的应用

Dissection of Vascularized Pedicled Flaps in Ventral Skull Base Reconstruction

Narayanan Janakiram　　Dharambir S. Sethi　　Onkar K. Deshmukh　　Arvindh K. Gananathan　　著

一、概述

近几十年来，依托于器械、技术和经验上的不断进步，颅底经鼻内镜手术取得了飞速发展。我们通过内镜切除肿瘤的体积越来越大、位置越来越深，与之相对应，术后颅底缺损的范围也越来越大。深入了解颅底重建技术，对于确保颅腔严密封闭和避免术后并发症是至关重要的。

颅底重建的目标主要是在颅腔和鼻腔之间建立一个水密性屏障，消除肿瘤切除后的无效腔，保护神经血管结构。重建后颅腔与鼻腔的彻底隔离是十分重要的。颅底重建的不完全可导致术后持续性脑脊液漏并增加了颅内感染的风险，对患者来说可能是灾难性的甚至是致命的。

颅底重建中可能需要使用鼻腔自身的组织，在切除肿瘤之前，就要谨慎地制订好重建方案。制订颅底重建方案时需考虑肿瘤大小、位置、病理类型、是否发生术中脑脊液漏及是否高流量漏等多个因素。

颅底重建中可能需要联合使用游离自体组织、带蒂黏膜瓣和异体人工材料的多层重建方式。文献报道，颅底重建中带蒂黏膜瓣的使用可显著降低术后脑脊液漏的发生率（小于 5%）[1-3]。

带血供的鼻黏膜是颅底重建的重要材料。术中可使用游离自体组织覆盖颅底缺损部位，可充当黏膜形成的底板，然后用带蒂黏膜瓣来封闭漏口，并与缺损周围黏膜生长愈合。若术中发生脑脊液漏，颅底外科医生在原发或复发病例中制备带蒂鼻黏膜瓣的能力对预防术后脑脊液漏的发生是十分重要的。

在尸体解剖训练中，解剖者应熟练掌握各种带蒂鼻黏膜瓣的制备技术（表 6-1）。包括鼻中隔 Hadad 瓣及其改良方式，其他黏膜瓣如下鼻甲瓣、前筛瓣、颅骨骨膜瓣和颞顶筋膜瓣等。

二、Hadad 瓣（视频 5）

鼻中隔黏膜瓣（Hadad–Bassagasteguy flap，HBF）是一种带血管蒂的鼻中隔黏膜瓣，由来自蝶腭动脉的一个分支鼻中隔动脉供血（图 6-1）。HBF 可用于修补前、中颅底、斜坡和鞍旁区域的缺损。HBF 最早由 Hadad 等于 2006 年描述，并命名为 Hadad–

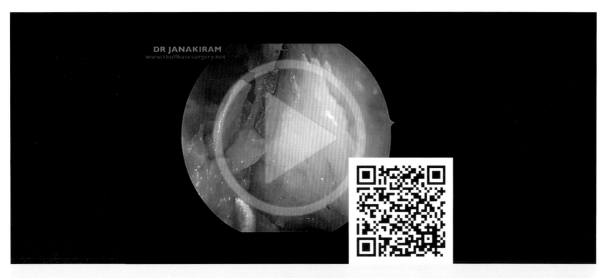

▲ 视频 5　Hadad 瓣

https://www.thieme.de/de/q.htm?p=opn/cs/19/9/10190073-616df68b

Bassagasteguy 黏膜瓣，其使用显著降低了术后脑脊液漏的发生率[1-6]。

制备 HBF 时，需先将下鼻甲向鼻腔外侧移位，切除部分中鼻甲以增加暴露。通常情况下制备右侧鼻腔黏膜瓣，也可根据病变具体位置而定。如病变位于翼突外侧，磨除翼突可破坏同侧黏膜瓣的血供，此时需制备对侧的黏膜瓣。

取冠状面上相互平行的两个水平切口，上切口起自蝶窦开口下缘处，延伸至鼻中隔上界下 1～2cm 处。下切口起自后鼻孔鼻中隔后缘处，沿鼻腔下部的上颌嵴向前延伸。垂直切口位于鼻腔前部黏膜 – 皮肤移行处，连接两个水平切口。于鼻腔前部开始剥离黏膜瓣，向后逐渐将其从蝶窦前壁游离，保留血管蒂，黏膜瓣制备完成。如缺损范围较大，可适当扩大黏膜瓣范围至鼻底黏骨膜（图 6-2）。

如果考虑手术中脑脊液漏可能发生且概率比较大时，可制备补救性黏膜瓣。黏膜瓣可不完全游离，以便更好地保护其血管蒂[7]。此时黏膜瓣的制备过程大体同前，但前端只需延伸至中鼻甲前缘即可。

表 6-1　内镜颅底手术所使用的带蒂黏膜瓣

鼻腔内带蒂黏膜瓣	鼻腔外带蒂筋膜瓣
• 鼻中隔黏膜瓣	• 颅骨骨膜瓣
• 下鼻甲瓣	• 颞顶筋膜瓣
• 中鼻甲瓣	

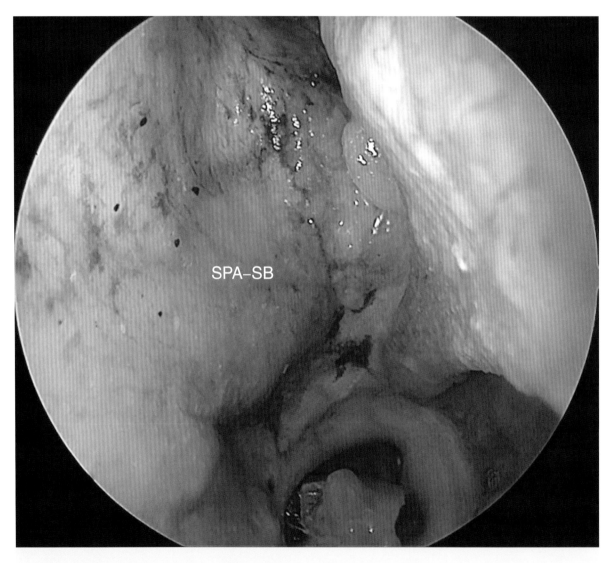

▲ 图 6-1　经鼻内镜图片展示蝶腭动脉的鼻中隔分支

SPA-SB. 蝶腭动脉鼻中隔支

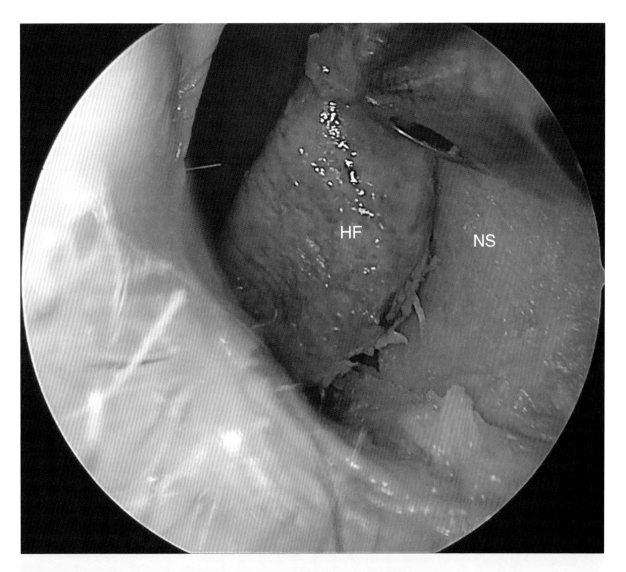

▲ 图 6-2　内镜图展示制备鼻中隔黏膜瓣
HF. Hadad 黏膜瓣；NS. 鼻中隔

使用球探头于软骨膜处将黏膜瓣从鼻中隔软骨上逐渐剥离，由前向后逐渐游离，直至蝶窦前壁处。然后将带蒂黏膜瓣翻向下方，可翻至后鼻道暂存。在不损伤黏膜瓣血管蒂的情况下处理同侧蝶窦前壁，不需抬起整个黏膜瓣（图 6-3）。

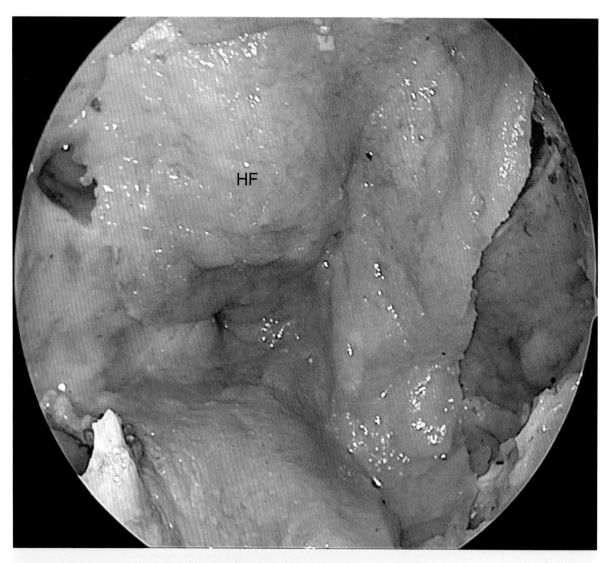

▲ 图 6-3　内镜图展示鼻中隔黏膜瓣覆盖前颅底缺损

HF. Hadad 黏膜瓣

三、下鼻甲黏膜瓣（视频 6）

在复发病例中，前次手术已经使用了鼻中隔黏膜瓣或切除了鼻中隔，此时下鼻甲黏膜瓣可用来进行颅底重建。下鼻甲由鼻后外侧动脉的终末支（蝶腭动脉的一个分支）供血[8]，其于下鼻甲外侧附着缘后部 1.2 ～ 1.5cm 的上方进入。

制备下鼻甲黏膜瓣时，需将下鼻甲向中线内侧移位，以便暴露其内侧和外侧面。水平切口起自中鼻甲附着点上方，从后向前延伸（图 6-4）。然后从上切口行垂直切口沿着下鼻甲头部的轮廓倾斜到下鼻道（图 6-5）。于鼻腔外侧壁沿着中鼻道到下鼻甲内侧剥离黏膜瓣，如颅底缺损范围较大，也可包含外表面的黏膜。于骨膜下将黏膜瓣从骨面剥离，直至后方的黏膜瓣蒂部。如黏膜瓣的范围包括部分鼻底黏膜和下鼻甲外侧面的黏膜时，称为扩大下鼻甲黏膜瓣（图 6-6）。

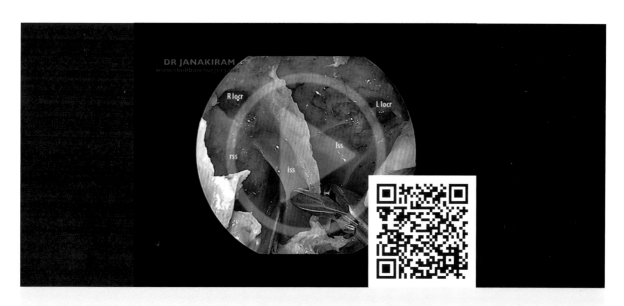

▲ 视频 6　下鼻甲黏膜瓣（鼻腔侧壁黏膜瓣）

https://www.thieme.de/de/q.htm?p=opn/cs/19/9/10190074-9290641c

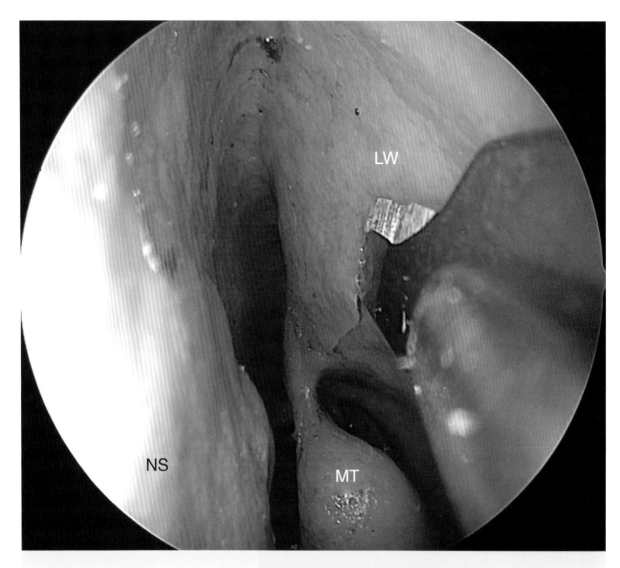

▲ 图 6-4　内镜图展示下鼻甲黏膜瓣的水平切口

LW. 外侧壁；MT. 中鼻甲；NS. 鼻中隔

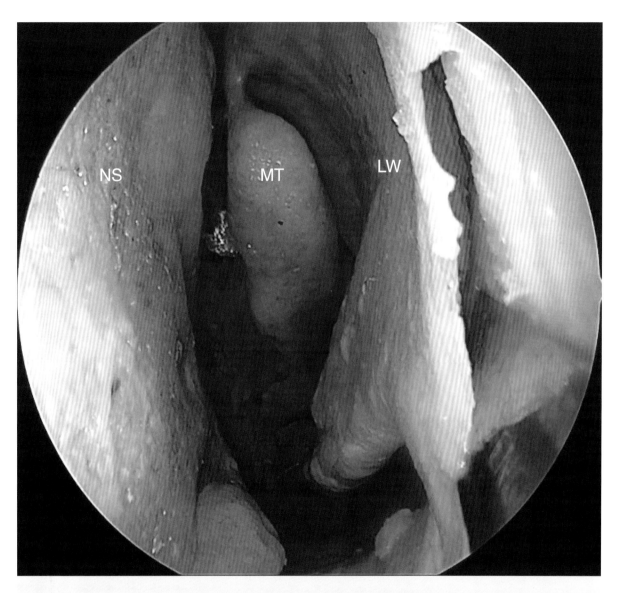

▲ 图 6-5　内镜图展示下鼻甲黏膜瓣的前切口

LW. 外侧壁；MT. 中鼻甲；NS. 鼻中隔

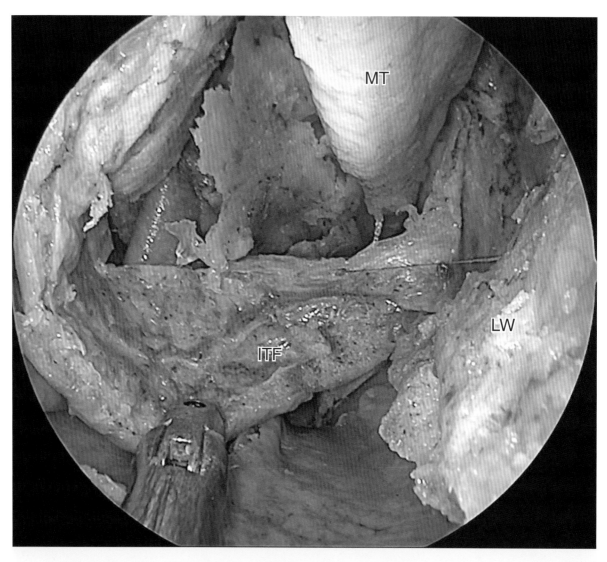

▲ 图 6-6　内镜图展示抬起下鼻甲黏膜瓣

ITF. 下鼻甲黏膜瓣；LW. 鼻腔外侧壁；MT. 中鼻甲

　　与鼻中隔黏膜瓣相比，下鼻甲黏膜瓣的旋转弧度较小，移动度较差。下鼻甲黏膜瓣常被用于蝶顶和斜坡的缺损修补，在复发病例中也经常使用（图 6-7）。

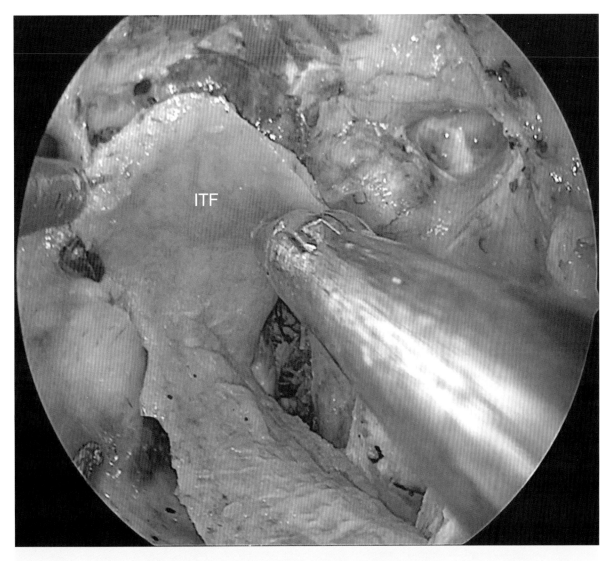

▲ 图 6-7　内镜图展示下鼻甲黏膜瓣覆盖缺损部位

ITF. 下鼻甲黏膜瓣

四、中鼻甲黏膜瓣

　　中鼻甲黏膜瓣与下鼻甲黏膜瓣的适应证相似。与下鼻甲一样，鼻后动脉发出分支供应中鼻甲[8]。中鼻甲黏膜瓣可用于修复筛凹、鞍区和蝶骨平台的缺损。由于中鼻甲黏膜瓣较小，其应用范围十分有限。

　　若中鼻甲存在解剖变异，如为泡状鼻甲、异形弯曲或附着不稳定等，不适合制备中鼻甲黏膜瓣。

　　制备黏膜瓣时，垂直切口横贯中鼻甲前部。然后沿中鼻甲内侧上方向后切开至蒂部。使用 Cottle 剥离子将内侧黏膜剥离。分块取出中鼻甲骨质，沿中鼻甲腋下向后取水平切口。中鼻甲游离后，将中鼻甲的内外侧黏膜切开分离。向后剥离黏膜瓣蒂部，直至蝶腭孔处（图 6-8）。注意不要损伤中鼻甲与筛板附着处。

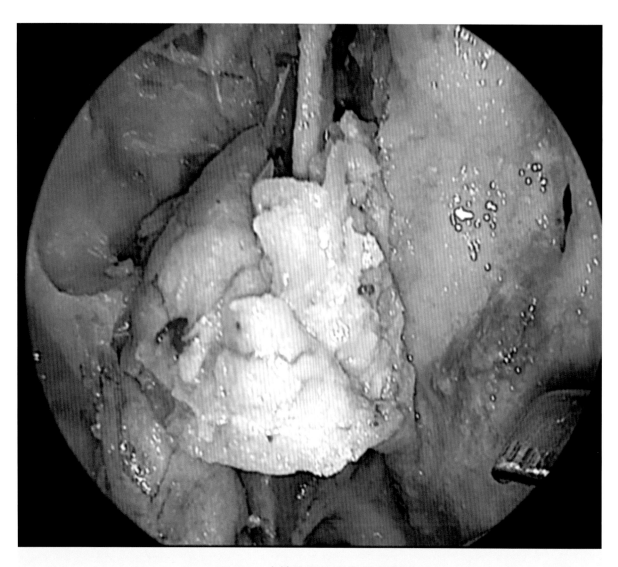

▲ 图 6-8　内镜图展示中鼻甲黏膜瓣

五、颅骨骨膜瓣

颅骨骨膜瓣是修补颅底缺损的较好材料。在不能使用 HBF 病例中可使用颅骨骨膜瓣覆盖颅底较大的缺损，以形成隔离鼻腔和颅腔的带血供组织屏障[9]。制备骨膜瓣之前，需先深入了解筋膜瓣的血管供应情况。颅骨骨膜瓣由眶上动脉和滑车上动脉供血，这些血管的浅支供应帽状腱膜和额肌，深支供应骨膜。深支可于眶上孔、滑车上孔上方 1cm 处分出，在制备筋膜瓣时应高于这一水平以免破坏其血供。

在作者的医学中心，我们采用双额冠状切口，起自一侧颧弓上耳屏前 1cm 处，沿冠状面延伸至对侧同一区域（图 6-9）。切开帽状腱膜后即见到骨表面的一层疏松结缔组织，从两侧将皮瓣翻向前至眶上缘（图 6-10）。骨膜瓣的切口起自眶上缘外侧 3cm 处，沿颞上线向后延伸至皮切口处。然后沿切口至颅骨中线处，沿颅骨中线切开至眉间（图 6-11）。使用骨膜剥离子将骨膜瓣剥离，直至眶上缘（图 6-12）。制备好骨膜瓣后，需将其移至鼻腔，于两侧内眦之间鼻根处开骨窗，避免损伤内眦韧带。骨窗范围宽 1 ～ 1.5cm，高 4mm。制备好的骨膜瓣由骨窗处置入鼻腔。在此之前应先行 Draf Ⅲ 手术，切除肿瘤后，骨膜瓣经由额窦底中间覆盖硬膜缺损处。

在过去 20 年，随着鼻内镜通道的深入和范围的扩大，颅底重建对带蒂黏膜瓣需求也逐渐增加。作者所在中心与其他医疗中心一样，鼻中隔黏膜瓣的使用是颅底重建的首选。这得益于它较好的延展性和因其蒂部较长所带来的较好的旋转移动度。在复发病例或一些特殊情况鼻中隔黏膜瓣不能使用时，可考虑其他类型的黏膜瓣。根据缺损大小和位置的不同，可选用下鼻甲黏膜瓣或颅骨骨膜瓣。颅骨骨膜瓣多用来修补复发病例中较大或较长的颅底缺损。中鼻甲黏膜瓣较少使用。为避免愈合后导致的 Draf Ⅲ 腔的狭窄，筛前黏膜瓣也很少使用。

凭借专业技术和颅底重建方案的周密设计，内镜颅底手术的术后并发症明显减少。经过训练的医生，至少应在需要颅底重建时有信心制备可用的鼻中隔黏膜瓣。其他黏膜瓣的制备可在后期的学习过程中，随着专业知识、技术的提高而逐渐掌握。

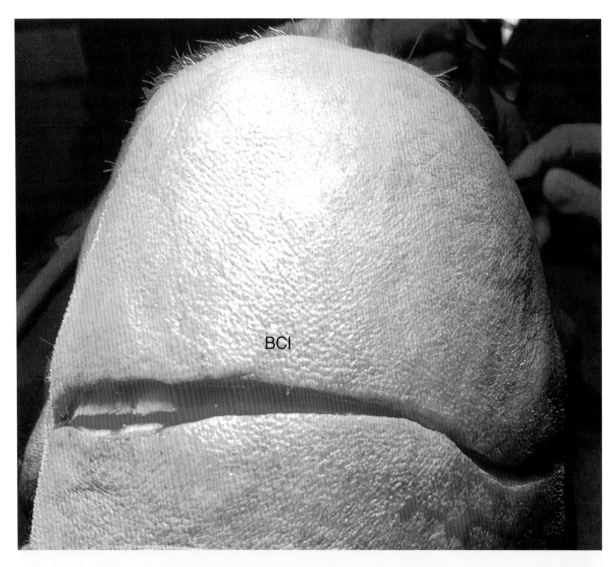

▲ 图 6-9　图片展示骨膜瓣的双额冠状切口

BCI. 双额冠状切口

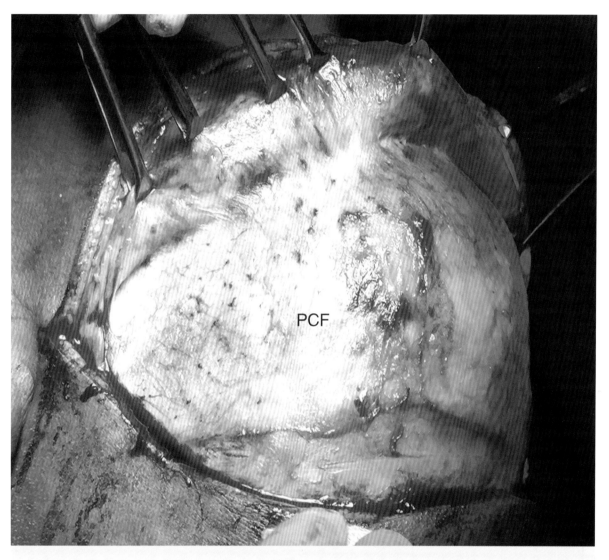

▲ 图 6-10　图片展示抬起帽状腱膜

PCF. 骨膜

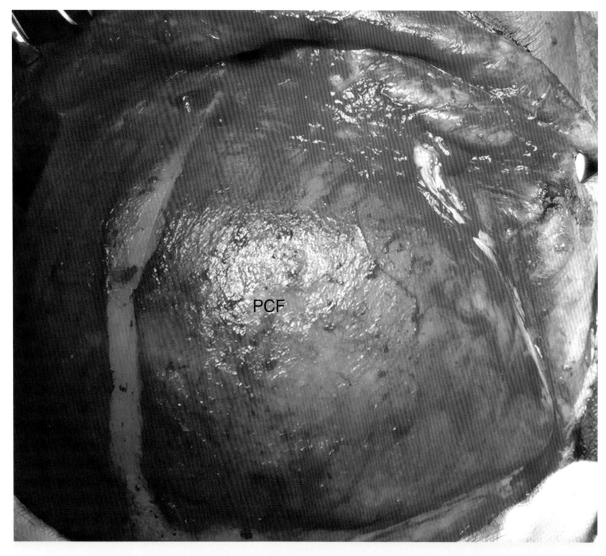

▲ 图 6-11　图片展示骨膜瓣的切口

PCF. 骨膜

内镜解剖分步教程：鼻旁窦与腹侧颅底
Step-By-Step Approach to Endoscopic Cadaveric Dissection : Paranasal Sinuses and the Ventral Skull Base

084

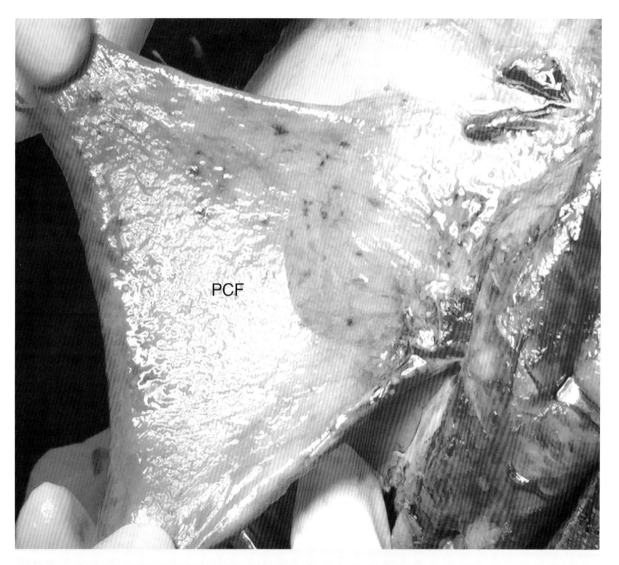

▲ 图 6-12　图片展示制备好的骨膜瓣

PCF. 骨膜

参 考 文 献

[1] Hadad G, Bassagasteguy L, Carrau RL, et al, A novel reconstructive technique after endo-scopic expanded endonasal approaches: vascular pedicle nasoseptal flap. Laryngoscope 2006;1 16(10): 1882-1886

[2] Kassam AB,Thomas A, Carrau RL et al, Endoscopic reconstruction of the cranial base using a pedicled nasoseptal flap. Neurosurgery 2008;63(1, Suppl 1):ONS44-ONS52, discussion ONS52-ONS53

[3] Kassam AB, Prevedello DM, Carrau RL, et al, Endoscopic endonasal skull base surgery:analysis of complications in the authors' initial 800 patients. J Neurosurg 2011;114(6):1544-1568

[4] White DR, Dubin MG, Senior BA, Endoscopic repair of cerebrospinal fuid leaks after neurosurgical procedures. Am J Otolaryngol 2003;24(4):213-216

[5] Leong JL Citardi MJ, Batra PS. Reconstruction of skull base defects after minimally invasive endoscopic resection of anterior skull base neoplasms. Am J Rhinol 2006; 20(5):476- 482

[6] Esposito F, Dusick JR, Fatemi N, Kelly DF. Graded repair of cranial base defects and cerebrospinal fluid leaks in transsphenoidal surgery. Neurosurgery 2007; 60(4, Suppl 2):295-303, discussion 303-304

[7] Rivera-Serrano CM, Snyderman CH, Gardner P, et al, Nasoseptal "rescue" flap: a novel modification of the nasoseptal flap technique for pituitary surgery. Laryngoscope 2011;121(5):990-993

[8] Chakravarthi S, Gonen L, Monroy- Sosa A, Khalili S, Kassam A. Endoscopic endonasal reconstructive methods to the anterior skull base. Semin Plast Surg 2017;3 1(4):203-213

[9] Patel MR, Shah RN, Snyderman CH, et al. Pericranial flap for endoscopic anterior skull-base reconstruction; clinical outcomes and radioanatomic analysis of preoperative planning. Neurosurgery 2010;66(3):506-512, discussion 512

内镜解剖分步教程
鼻旁窦与腹侧颅底
Step-By-Step Approach
to Endoscopic Cadaveric
Dissection
Paranasal Sinuses and the Ventral
Skull Base

第7章 矢状面内镜手术入路

Endoscopic Approaches in Sagittal Plane

Narayanan Janakiram　　Dharambir S. Sethi　　Arvindh K. Gananathan　　Onkar K. Deshmukh　　著

一、概述

本章详尽介绍了中线矢状面上各解剖区域的手术入路。矢状面由前向后涉及的解剖区域前起额窦，下至蝶窦、斜坡。表 7-1 中详细列举了矢状面上的手术入路。

表 7-1　矢状面入路

矢状面内镜手术入路
● 经额窦
● 经筛窦
● 经蝶窦
➢ 经鞍底
➢ 经鞍结节
➢ 经蝶骨平台
● 经斜坡

二、经额窦入路

经额窦入路可以到达矢状面上腹侧颅底的最前端，可用以处理从侧方长入额窦、累及额窦或侵及额窦后壁的病变、额窦后壁骨折引起脑脊液漏。这个入路也适用于经筛入路的初始步骤。经额窦入路还可为眶上骨窗的骨膜瓣提供一个从眉间进入鼻腔的通道[1]。

该入路需切除鼻中隔上部、双侧额窦底壁，使双侧额窦变成一个空腔并引流入鼻腔，使得腹侧颅底形成整体的骨骼化结构。

（一）相关解剖

额窦是额骨前后壁之间气化的空腔。两侧额窦各自形成锥形空间，中间被额窦间隔分隔。额窦分四个壁，前壁和后壁分别由额骨的前板、后板构成，底壁由眶顶及鼻骨构成，内侧壁则是为额窦间隔。

额窦前壁即较厚的前板由两层薄皮质骨及它们中间的松质骨组成，起自额鼻缝，向上止于额结节。表面由一层非常厚的骨膜、额肌、皮下组织及皮肤覆盖，这部分骨膜由丰富的滑车上血管网供血，可以作为带血管蒂骨膜瓣用于颅底重建。

额窦后壁分隔额窦与颅前窝，与额叶硬脑膜紧密相邻。后壁骨质菲薄，容易受额叶病变侵蚀。

额窦内侧壁是分隔两侧额窦的三角形窦内间隔。在额窦漏斗水平，内侧壁的下部位于中线，前方附着于额骨鼻嵴，下方连接筛骨垂直板，后方为鸡冠。内侧壁可以气化形成额窦间气房，该气房具有独立的引流通道[2, 3]。

额窦底壁亦称眶鼻壁，位于额骨前后板的下方，该壁可分为外侧眶部与内侧鼻部，外侧眶部位于额窦与眶之间，其前界构成眶上缘，内侧在连接纸样板及泪骨处延续为鼻部。内侧鼻部位置较眶部更低，为四边形骨板，下方连接筛骨侧垂直板，额窦开口位于内侧部的最倾斜处，依据筛窦的气化程度不同，额窦开口可以是接近外侧眶部的巨大开口，此时称为"额泡"，也可以是裂隙样的狭窄开口，增厚的窦口前部骨质在额隐窝处形成"管"状结构，称为额鼻管。

额窦开口于额隐窝，该隐窝为四周独立骨性结构共同围成的通道，额隐窝内壁由筛骨的侧板构成，延续为中鼻甲矢状部外侧表面。筛骨侧垂直板菲薄，手术创伤容易致其骨折，进而发生医源性脑脊液漏。钩突因附着于中鼻甲或纸样板的不同，参与构成额隐窝的部分外侧壁或内壁，纸样板构成额隐窝的外侧壁，额隐窝后壁为筛泡，前壁为鼻丘。根据鼻丘气房和筛泡气化程度不同，这些气房有时会占据额隐窝，鼻丘气房由上颌骨额突气化形成，是鼻腔最前方的气房[4]。

额骨颅面有一条骨沟，内有上矢状窦前部走行，骨沟的边缘形成额嵴，上面有大脑镰附着，额嵴向后方延续并终止于一小的骨缺损，称为筛切迹。两侧额骨眶板向眶顶鼻侧延伸形成筛切迹的外侧边界。眶纸样板在筛切迹处与筛板垂直板连接，筛板的垂直板和水平板在连接处形成拐角，为中鼻甲矢状部的附着点。

鼻腔内，额骨眶板的腹侧面与气化的筛迷路连成一体形成筛顶，额骨眶板向前与额窦底壁相延续，向后连接蝶骨小翼，在眶板的前后界有横沟延续为筛骨形成的筛前、后管，内有筛前、后神经和血管。额窦开口位于筛前动脉的前方，其所在平面高于筛凹。额窦底壁的内侧鼻部与下内侧的鼻骨连接，下外侧与上颌骨额突连接。上颌骨额突构成鼻额喙，位于中鼻甲腋部的前方，覆盖鼻泪管。

（二）解剖过程（视频 7）

手术使用 0° 内镜、经单人双手操作，首先自中鼻甲腋部前方掀开覆盖上颌骨额突的鼻黏膜（图 7-1），进而向上外鼻顶方向掀起，到达鼻顶后转向中线剥离覆盖鼻中隔软骨的黏膜，对侧鼻腔形成同样切口。继续剥离鼻中隔黏膜显露鼻中隔软骨，切开鼻中隔软骨，上部鼻中隔切除面积约 2cm×2cm，使后界达到中鼻甲前缘水平（图 7-2），下界达中鼻甲下缘下方 0.5cm，去除两侧剥离的黏膜。

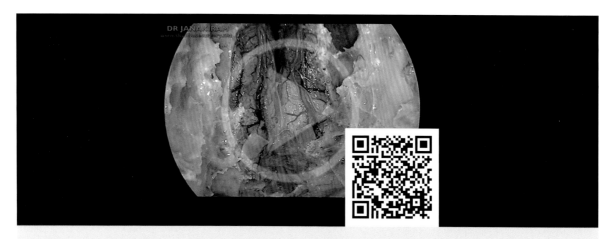

▲ 视频 7　经额窦入路（**Draf Ⅲ**）和内镜经鼻前颅底入路（**ACFR**）

https://www.thieme.de/de/q.htm?p=opn/cs/19/9/10190075-7aff638c

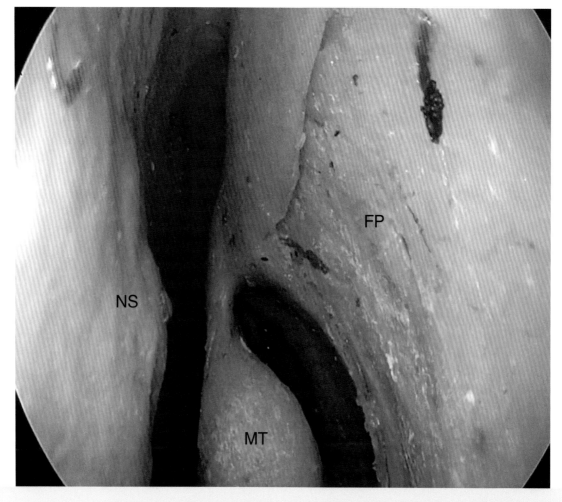

▲ 图 7-1　内镜影像展示去除上颌骨额突（**FP**）表面黏膜，黏膜后缘达中鼻甲腋部

NS. 鼻中隔；MT. 中鼻甲

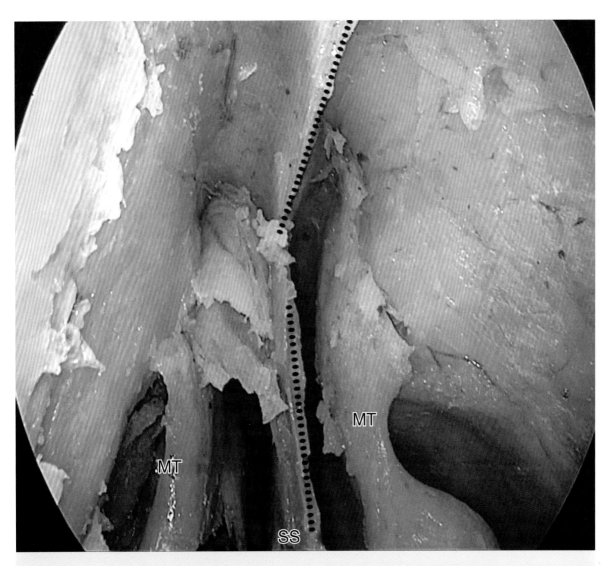

▲ 图 7-2　内镜展示 DRAF Ⅲ 手术过程中鼻中隔上部（SS）切除

MT. 中鼻甲

　　用镰刀在鼻腔顶部行倒 U 形黏膜切口，切口起自鼻中隔上方中鼻甲前缘水平，跨过鼻顶，下端达到平中鼻甲内侧面水平。向后方沿筛区掀起黏膜骨膜瓣直至在上内侧见到第一支嗅丝（图 7-3）。在此处，筛前神经与第一支嗅丝位置紧邻，是手术区域后界的解剖标志，筛前神经是术中保护后方嗅沟的解剖参照。

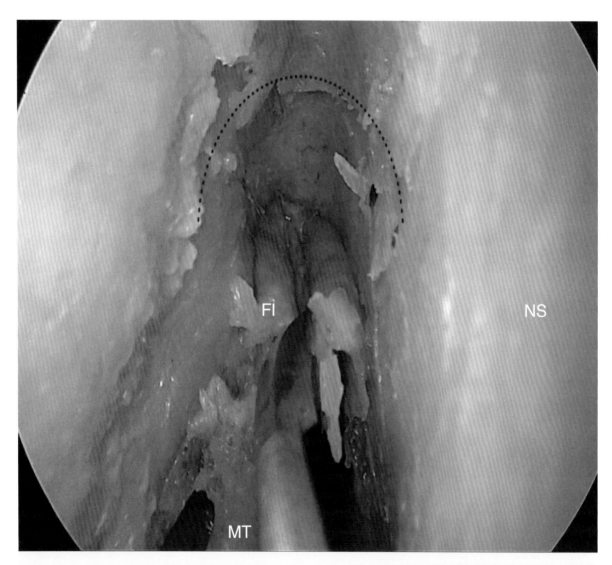

▲ 图 7-3　内镜展示倒 U 形切口和向嗅沟翻起的 U 形黏膜骨膜瓣

FI. 嗅区黏膜瓣；MT. 中鼻甲；NS. 鼻中隔

　　换成双人四手操作，术者经左鼻孔持磨钻，右鼻孔持吸引器，助手经右鼻孔持镜。从泪囊上方开始向外侧磨除，直至到达皮下，使覆盖泪囊的皮肤与骨质完全剥离（图 7-4），这是手术的前外侧边界。继续向上内侧磨除额喙和额窦底壁，此时应避免向内侧磨除，最后经额窦底壁进入额窦（图 7-5）。采用同样方法自对侧鼻腔进入额窦。

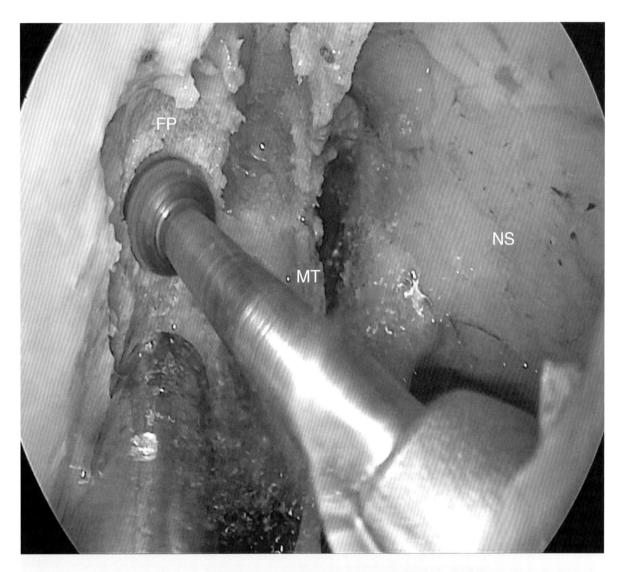

▲ 图 7-4　内镜展示沿上颌骨额突（FP）向腋部前上方磨除
MT. 中鼻甲；NS. 鼻中隔

然后继续自额窦 T 形结构上方的内侧开放使双侧额窦腔连通（图 7-6）。额窦 T 形结构由额窦内部分隔、筛骨垂直板和中鼻甲上部共同构成，继续向前外侧扩大磨除直至显露筛前动脉，额窦前部骨质被充分磨除并与鼻腔沟通。磨除额窦间隔。小心磨除额窦 T 处向前方突起的颅底骨（图 7-7）。瘢痕、术后狭窄可能使额窦开口缩小到手术开口的 2/3，因此额窦底壁应追求最大限度的开放。

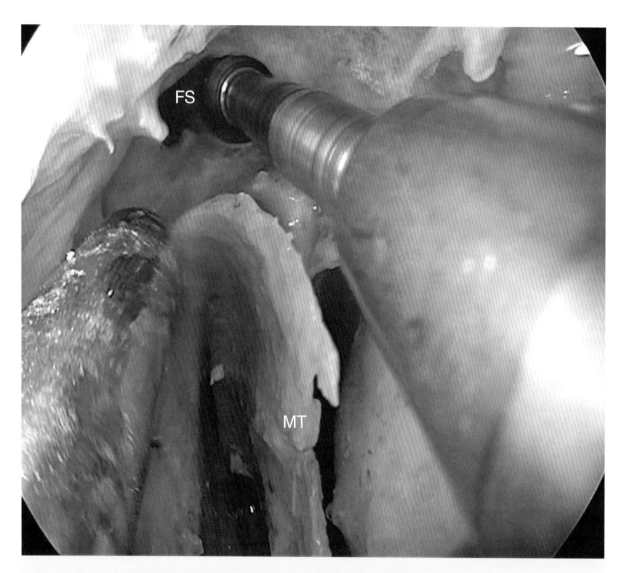

▲图 7-5　内镜展示经额窦底壁进入额窦（FS）

MT. 中鼻甲

　　病变性质决定重建方式，脑脊液漏修补及肿瘤术中脑脊液漏可使用带血管蒂黏膜的多层重建。黏膜瓣可以是带蒂鼻中隔黏膜瓣或者额骨膜瓣，也可以使用前筛黏膜瓣以减少瘢痕狭窄。

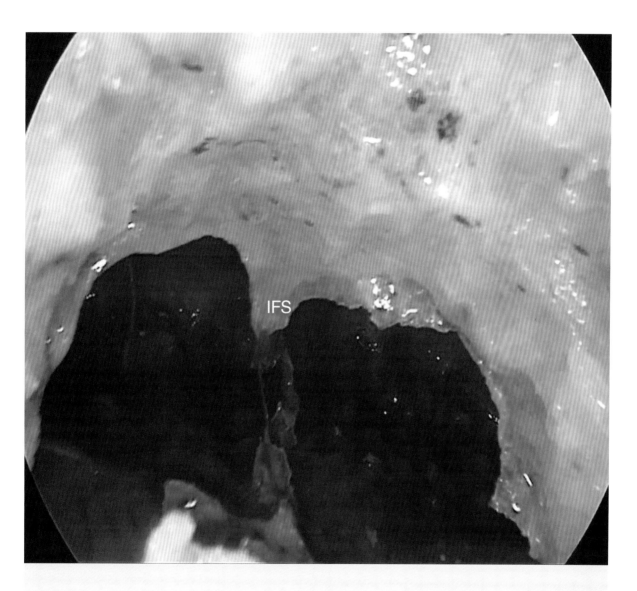

▲ 图 7-6　内镜展示磨除额窦间隔（IFS），连通双侧额窦腔

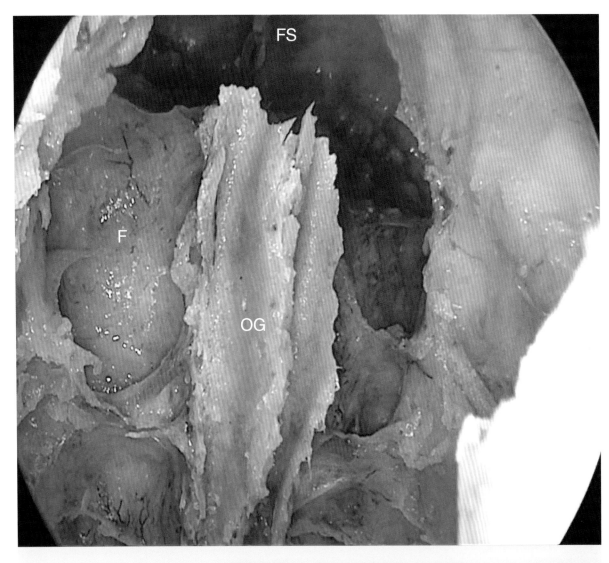

▲ 图 7-7　内镜展示额窦 **T** 形结构和完整的 **DRAF** 腔

F. 筛凹；OG. 嗅沟；FS. 额窦

三、内镜经鼻前颅底入路

内镜经鼻前颅底入路最初用于嗅神经母细胞瘤、嗅沟脑膜瘤的切除，也可用于处理鼻窦中线肿瘤和脑膨出，该入路主要目标是通过内镜经鼻腔开放前颅底。

该入路需要切除前腹侧颅底所有的鼻腔结构，包括黏膜、鼻窦、骨质和受肿瘤侵及的硬膜。肿瘤与鸡冠的关系决定组织切除的程度。但是该入路并不适于向眶顶侧方生长或位于额窦外侧的肿瘤。

解剖过程（视频 7）

首先行 Draf Ⅲ 手术开放额窦，额窦 T 形结构即为手术前界。然后行双侧前后筛及蝶窦的切除，同时切除双侧中鼻甲、上鼻甲、鼻中隔后部骨质及黏膜，去除蝶嘴周围骨质，开放蝶窦前壁，并清理蝶窦内分隔。于筛顶辨认双侧筛前、后动脉，手术时电凝这些血管可以阻断肿瘤血供（图 7-8）。双人四手操作下，在筛前后动脉之间矢状面的两侧以高速磨钻磨出骨槽（图 7-9），磨除双侧骨槽后界处的骨质使其连接，前界磨除至额窦 T 形结构的上方，磨除过程中避免硬膜损伤。筛顶与颅底仅靠硬膜相连，分别切开两侧颅底硬膜，推荐使用 Kassam 颅底剪刀（图 7-10）向下牵拉取下筛顶、筛板（图 7-11），此时要辨别大脑镰并锐性分离（图 7-12），随后锐性分离双侧嗅束（图 7-13）。去除筛顶后可见额极及额眶血管（图 7-14）。

该入路所致的大面积颅底骨性缺损需使用骨膜瓣重建。推荐使用外源组织、筋膜、带蒂血管瓣多层重建。

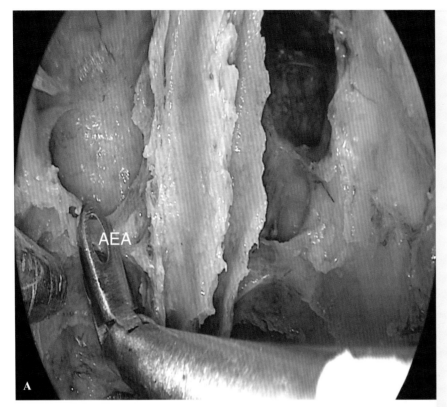

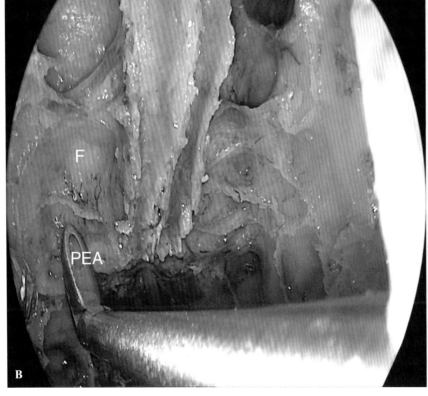

◀ 图 7-8　内镜图片显示筛凹（F）

A. 暴露前筛；B. 暴露后筛。AEA. 筛前动脉；PEA. 筛后动脉

内镜解剖分步教程：鼻旁窦与腹侧颅底
Step-By-Step Approach to Endoscopic Cadaveric Dissection : Paranasal Sinuses and the Ventral Skull Base

098

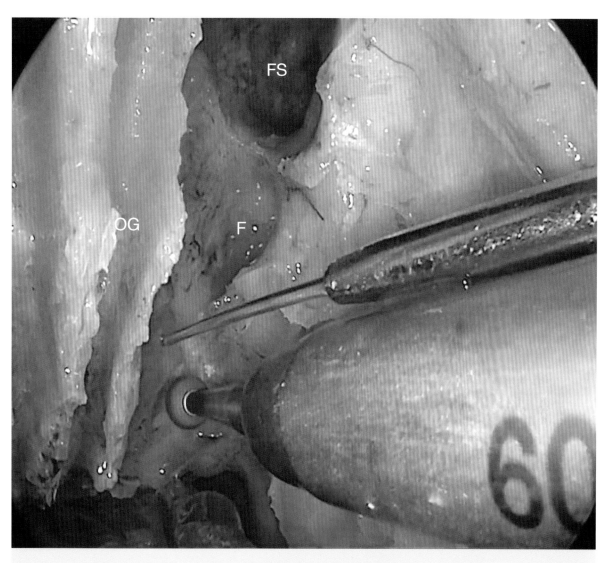

▲ 图 7-9　内镜展示磨钻形成骨槽（F）

FS. 额窦；OG. 嗅沟

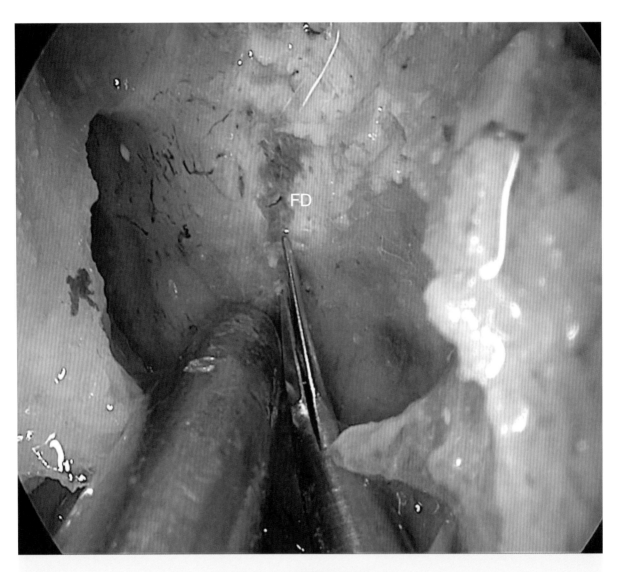

▲ 图 7-10　内镜展示硬膜切口

FD. 筛凹硬膜

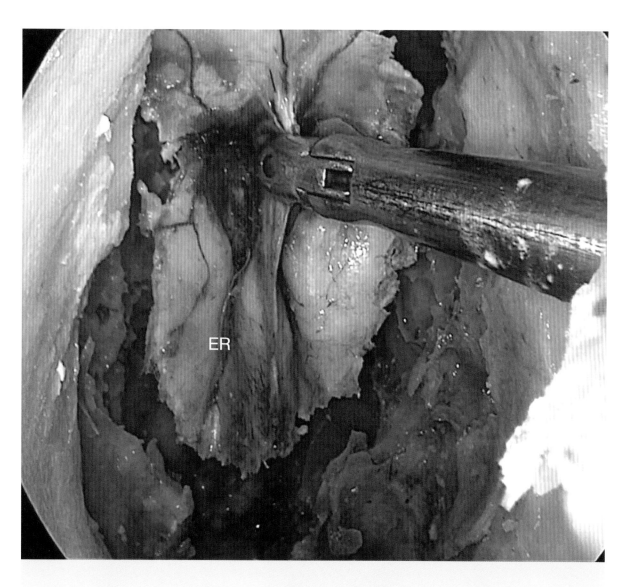

▲图 7-11　内镜展示向下去除筛顶（ER）

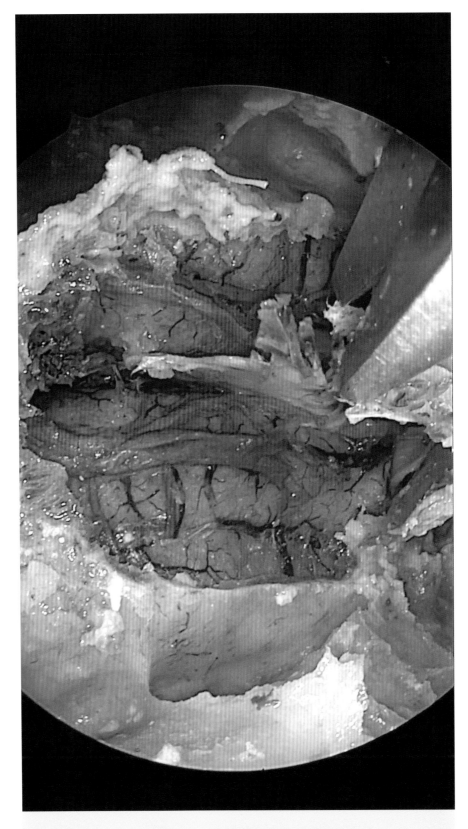

▲ 图 7-12　内镜展示分离大脑镰

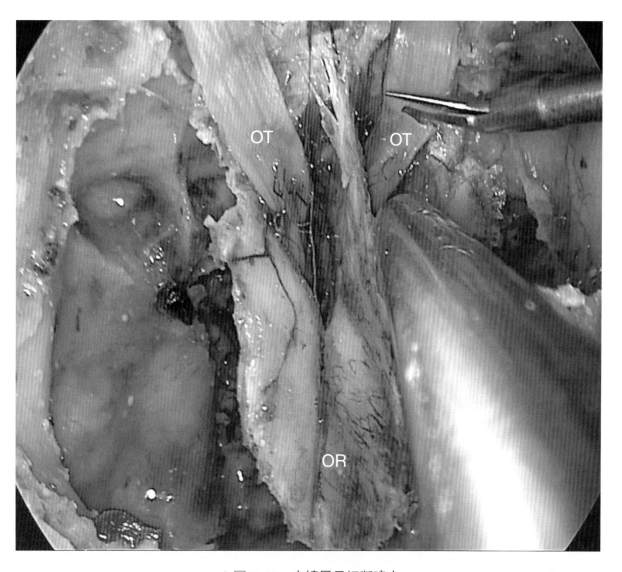

▲ 图 7-13　内镜展示切断嗅束

OR. 嗅顶；OT. 嗅束

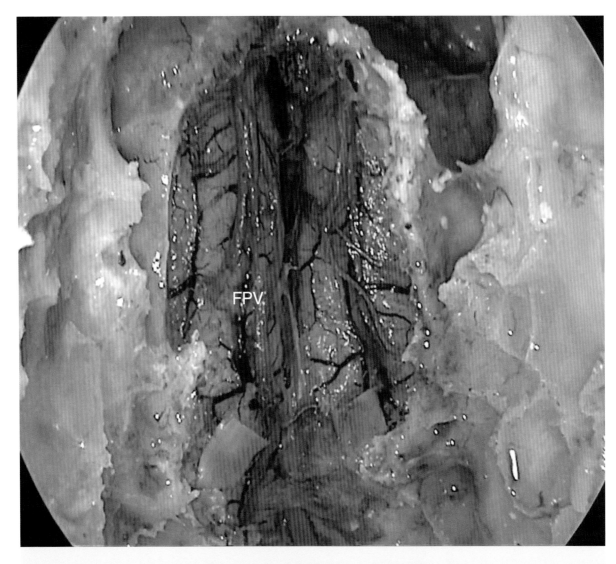

▲ 图 7-14 内镜展示额极、额眶血管

FPV. 额极血管

四、内镜经鼻经蝶窦入路

（一）相关解剖（视频 8）

颅底外科医师必须对蝶窦解剖有深度了解。蝶窦是出生时出现的蝶骨体内含气空腔，到青少年期蝶窦腔气化成熟，根据气化程度不同，蝶窦被分为甲介型、鞍前型和全鞍型。

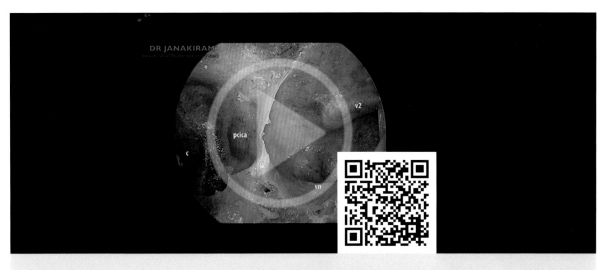

▲ 视频 8　**蝶骨的解剖**

https://www.thieme.de/de/q.htm?p=opn/cs/19/9/10190076-be7d9f26

- 甲介型：儿童多见，鞍底下方无气化的窦腔，代之为实性骨质。
- 鞍前型：发生率 11% ~ 24%[5]，为中等大小的气房，窦腔后缘不会超过鞍底的垂直面。
- 全鞍型：最常见的类型，在鞍区下方蝶骨体内气化，后方可达斜坡前缘。

　　过度气化的蝶窦会在窦腔内产生数个隐窝，这些隐窝是定位重要解剖结构的良好参照。外侧视神经颈内动脉隐窝位于鞍旁段颈内动脉与视神经管之间，对应视柱。外侧视神经颈内动脉隐窝的上界与下界分别对应颈内动脉的远、近环，远近环之间的颈内动脉又称为颈内动脉床突旁段。视神经上隐窝位于视神经管上方，由前床突气化产生。内侧视神经颈内动脉隐窝位于床突旁段颈内动脉与视神经管交界的内侧（图 7-15）。蝶窦外侧隐窝是蝶骨大翼的过度气化，位于三叉神经上颌支与翼管神经之间。蝶窦也可能向翼突根部方向气化，此处称之为翼突隐窝。蝶窦向前方的过度气化还包括中隔隐窝、筛上、筛下隐窝。

　　蝶窦分前壁、底壁、顶壁、侧壁及后壁。前壁包括蝶甲、蝶窦开口、蝶嘴和与骨性鼻中隔相连的蝶嵴。蝶窦前壁可被一条斜线分为外侧部及内侧部两部分，外侧部对应蝶甲及后筛，内侧部对应蝶筛隐窝，蝶窦开口位于前壁的内侧部。三叉神经、视神经及颈内动脉的管状隆起位于蝶窦侧壁，术中应小心应对（图 7-16）。

　　蝶窦内的颈内动脉隆起可分为三段，鞍后隆起、鞍下隆起及鞍前隆起。鞍后隆起位于蝶窦的后外侧，即颈内动脉岩骨段与海绵窦段移行处，被岩舌韧带固定在侧方。颈内动脉岩骨段远端又称为斜坡旁段、破裂孔段及三叉神经段，包括前膝及前垂直段，前膝位于破裂孔纤维软骨的上方，蝶骨舌突与岩尖之间，前膝段继续上行为前垂直段，终于岩舌韧带的上缘，因此，岩舌韧带是定位此段颈内动脉的重要解剖标志[6, 7]。鞍下隆起位于鞍底下方，对应颈内动脉水平段。鞍前隆邻近蝶窦前壁。海绵窦位于蝶窦侧壁，其下界延伸至鞍下隆起的下方，对应三叉神经上颌支的上缘，上界至蝶窦外上方的视神经管隆起。

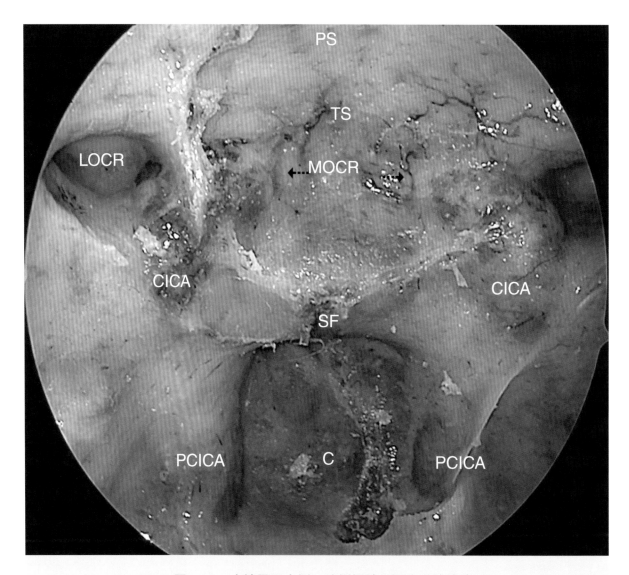

▲ 图 7-15　内镜展示内侧、外侧视神经颈内动脉隐窝

C. 斜坡；CICA. 颈内动脉海绵窦段；LOCR. 外侧视神经颈内动脉隐窝；MOCR. 内侧视神经颈内动脉隐窝；PCICA. 颈内动脉斜坡旁段；PS. 蝶骨平台；SF. 鞍底；TS. 鞍结节

蝶窦顶壁位于前壁与视神经管之间，包括蝶骨平台，视交叉沟隆起和鞍结节。在蝶骨平台平面双侧颈内动脉之间的距离平均为 14mm[8]。内镜手术可以到达颅前窝的后内侧和蛛网膜间隙，包括终板、视交叉池。翼管可以作为蝶窦底壁的解剖标志，沿翼管向后可定位颈内动脉鞍后隆起。

蝶窦后壁可分为上方的鞍部和下方的斜坡部，颈内动脉的鞍前和鞍下隆起是鞍部的外侧界，鞍后隆起构成斜坡部的外侧边界。鞍部骨质菲薄，为 0.1 ～ 0.7mm[8]，去

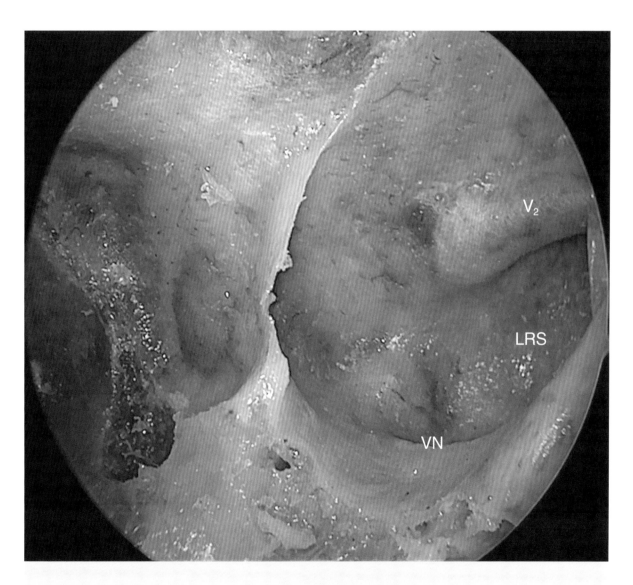

▲ 图 7-16　内镜展示蝶窦侧壁

LRS. 蝶窦外侧隐窝；V₂. 三叉神经上颌支；VN. 翼管神经

除鞍部骨质可暴露鞍底硬膜和海绵间窦。这是经蝶窦入路到达鞍内需显露的结构。（图 7-17 ）。

去除斜坡骨质显露斜坡硬膜和基底静脉丛（图 7-18 ）。通过这个区域可以到达桥前池、延髓前池上部、小脑延髓池和桥小脑角的内侧。蝶窦黏膜由蝶腭动脉供血，鞍内由背囊动脉和垂体下动脉供血。

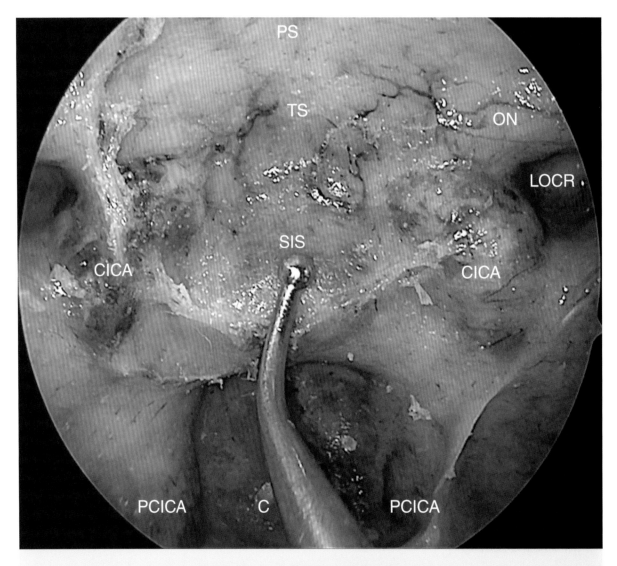

▲图 7-17　内镜展示蝶窦后壁

C. 斜坡；CICA. 颈内动脉海绵窦段；LOCR. 外侧视神经颈内动脉隐窝；ON. 视神经；PCICA. 颈内动脉斜坡旁段；PS. 蝶骨平台；SIS. 上海绵间窦；TS. 鞍结节

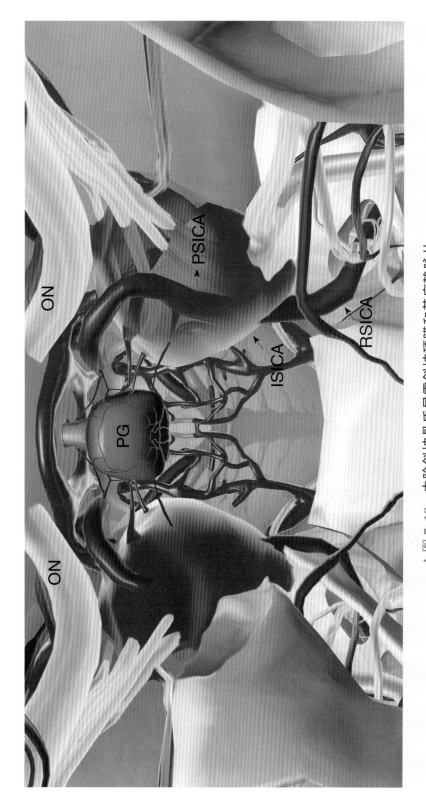

▲ 图 7-18　去除斜坡骨质显露斜坡硬膜和基底静脉丛

RSICA. 颈内动脉鞍后隆起；ISICA. 颈内动脉鞍下隆起；PSICA. 颈内动脉鞍旁隆起；PG. 腺垂体；ON. 视神经

（二）解剖过程（视频 9）

内镜经鼻矢状面手术入路可以分为几个阶段，即鼻腔阶段，鞍、鞍结节、蝶骨平台阶段。所有矢状面手术入路的鼻腔阶段基本类似。

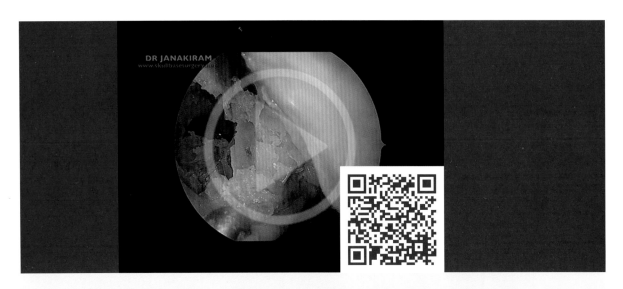

▲ 视频 9　内镜经鼻蝶入路

https://www.thieme.de/de/q.htm?p=opn/cs/19/9/10190077-560bd8a9

五、鼻腔阶段

解剖从右侧鼻腔开始，首先向外侧移位下鼻甲，辨认并切除部分中鼻甲（图 7-19），切除后组筛房，显露双侧蝶窦前壁及右侧后筛，这个开放范围可以确保术者足够的器械自由度。辨认上鼻甲并切除其下半部分（图 7-20），辨认并扩大右侧蝶窦开口（图 7-21）。进入左侧鼻腔，下鼻甲和中鼻甲向外侧移位，同样方法切除左侧后组筛房，辨认蝶窦开口并扩大。

制备右侧鼻中隔黏膜瓣，黏膜瓣制备细节见第 6 章（图 7-22），黏膜瓣置入鼻后孔备用。自蝶骨嘴处骨与软骨交界处切除鼻中隔后部。左侧黏膜瓣向蝶窦前壁掀起，左侧黏膜瓣可以制备成游离瓣、补救瓣或者反向鼻中隔黏膜瓣。

充分显露蝶嘴，双人四手操作，助手持镜，主刀通过左手经右鼻孔持吸引器，右

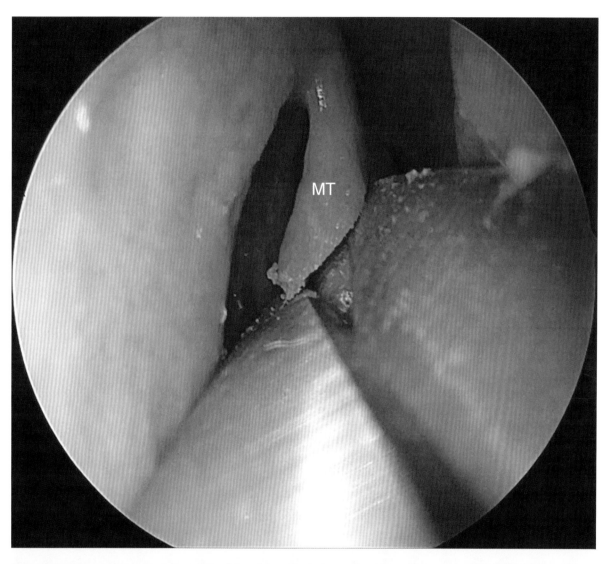

▲ 图 7-19　内镜展示部分切除中鼻甲

MT. 中鼻甲

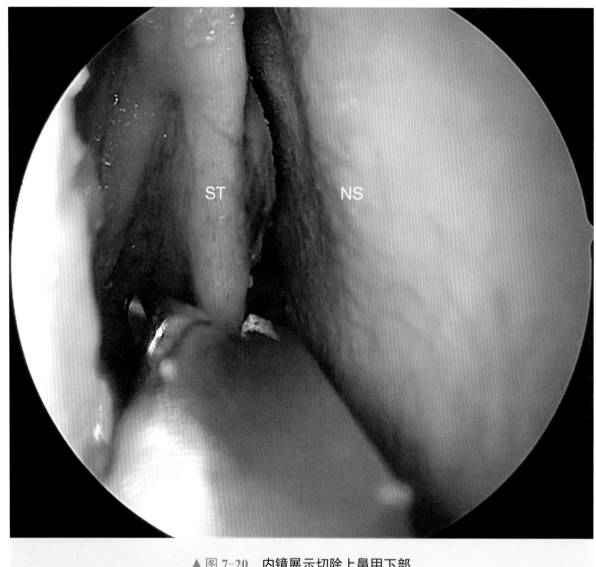

▲ 图 7-20　内镜展示切除上鼻甲下部

ST. 上鼻甲；NS. 鼻中隔

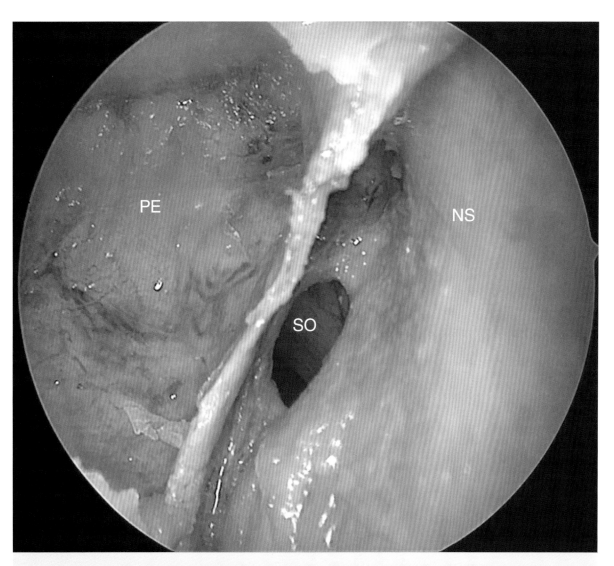

▲ 图 7-21 内镜展示鼻腔阶段的后筛切除及辨认蝶窦开口

NS. 鼻中隔；SO. 蝶窦开口；PE. 后组筛窦

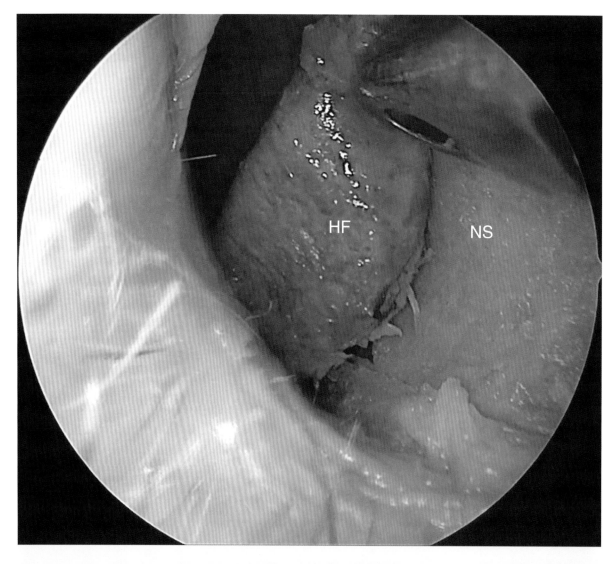

▲ 图 7-22　内镜展示制备鼻中隔黏膜瓣（HF）

NS. 鼻中隔

手经左鼻孔持手术器械。磨钻磨除蝶嘴部。于蝶窦前壁两侧纵向磨开蝶窦前壁后平面（图 7-23），磨除过程中注意避免损伤黏膜瓣蒂部，两侧骨槽在蝶窦底相连，使蝶嘴游离并取出，3mm 磨钻磨除或咬除蝶窦内分隔，蝶窦内分隔有可能与颈内动脉隆起或视神经管连接，不要暴力取出。最后清理蝶窦黏膜，完成鼻腔阶段的解剖（图 7-24）。

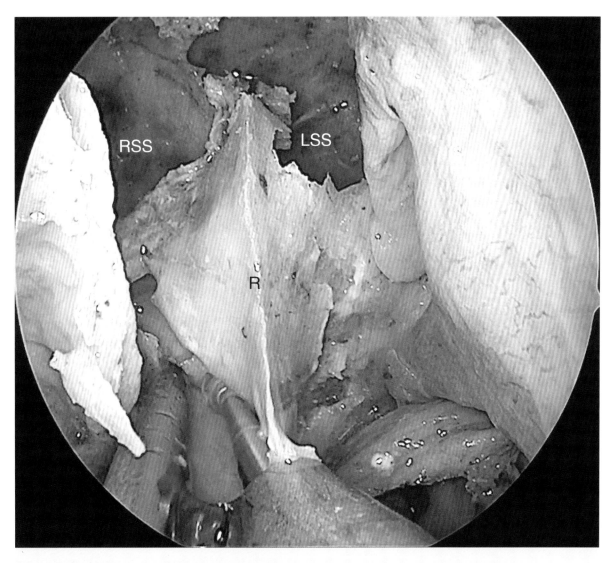

▲ 图 7-23　内镜展示截断蝶窦前壁右侧（该图已完成水平截断和左侧截断）

LSS. 左侧蝶窦；RSS. 右侧蝶窦；R. 蝶嘴

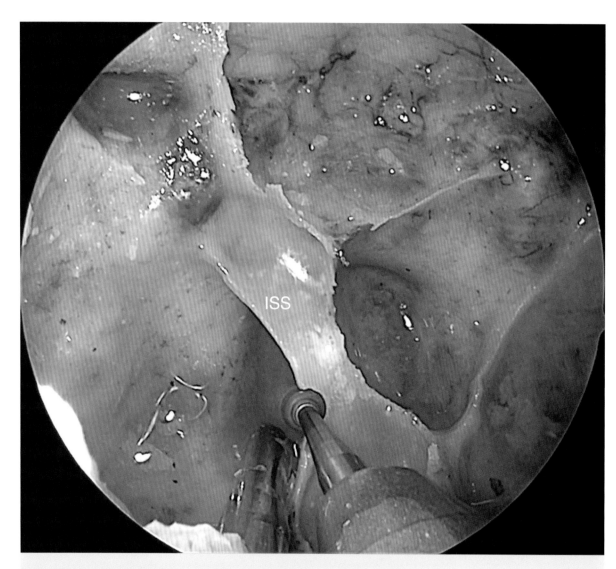

▲ 图 7-24　内镜展示磨除蝶窦内分隔

ISS. 蝶窦内分隔

内镜解剖分步教程：鼻旁窦与腹侧颅底
Step-By-Step Approach to Endoscopic Cadaveric Dissection : Paranasal Sinuses and the Ventral Skull Base

116

六、经鞍底入路（视频 10）

　　这个入路用于处理垂体微腺瘤或垂体大腺瘤，如果肿瘤向上生长，该入路可扩展为经鞍上或蝶骨平台入路。肿瘤向下方生长可以使用经斜坡入路。鞍底阶段解剖过程应从辨认解剖标志开始，如两侧的视神经、视神经颈内动脉隐窝、颈内动脉及中线的鞍底、鞍结节、蝶骨平台、斜坡。使用磨钻清理蝶窦内分隔，蝶窦底壁磨除至斜坡水平（图 7-25），继续使用磨钻将鞍底蛋壳化，剥离子去除蛋壳化的鞍底，鞍底硬膜暴露遵循 Four-Blue 原则，即上海绵窦间窦、下海绵窦间窦、双侧海绵窦。磨除双侧MOCR 利于进入鞍上区域（图 7-26）。

　　暴露的鞍底硬膜有两层：脑膜层覆盖于脑表面并形成鞍膈；骨内膜层形成蝶骨骨膜，延续为海绵窦顶及后外侧壁。U 形切开鞍底硬膜，两侧至颈内动脉，上方至上海绵间窦，显露垂体，至此，鞍底阶段完成。

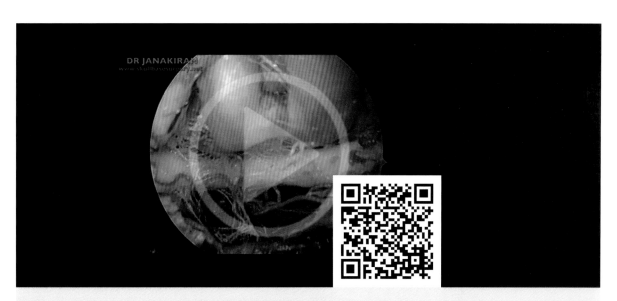

▲视频 10　经平台、经鞍底、经结节入路

https://www.thieme.de/de/q.htm?p=opn/cs/19/9/10190078-4ce6d1f2

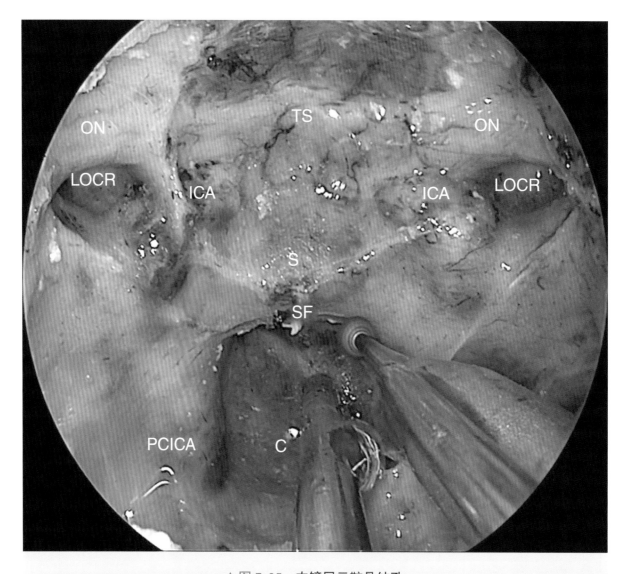

▲ 图 7-25　内镜展示鞍骨钻孔

C. 斜坡；ICA. 颈内动脉颈内隐窝；LOCR. 视神经外侧隐窝；ON. 视神经；PCICA. 颈内动脉斜坡旁段；S. 鞍；SF. 鞍底；TS. 鞍结节

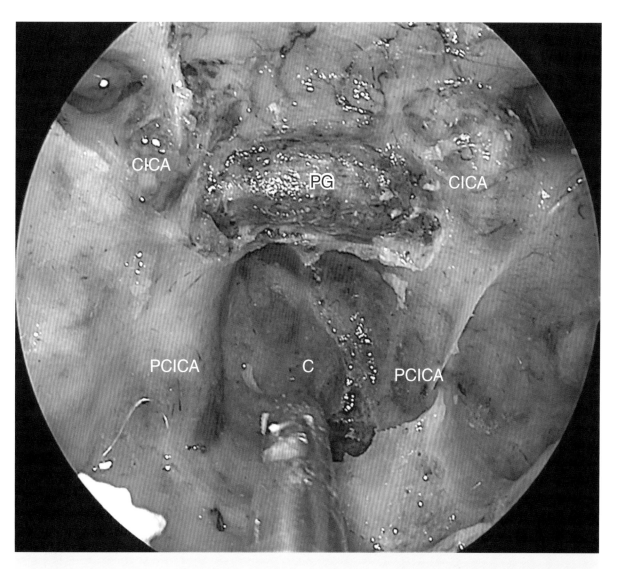

▲ 图 7-26 内镜展示去除鞍底骨质暴露的 **Four-Blue**,上、下海绵间窦连接两侧的海绵窦
C. 斜坡;CICA. 颈内动脉海绵窦段;PG. 垂体;PCICA. 颈内动脉斜坡旁段

七、经鞍结节入路（视频 10）

该入路适用于处理鞍上池病变，如垂体大腺瘤、颅咽管瘤、鞍结节 / 蝶骨平台脑膜瘤、表皮样囊肿、胶质瘤和其他垂体肿瘤[9]。该入路鼻腔阶段同前，辨认蝶窦内解剖标志后，蛋壳化中床突之间的鞍结节骨质（图 7-27），并用剥离子去除（图 7-28），向下暴露上半部鞍底，向上暴露至蝶骨平台。在上海绵窦间窦上、下方硬膜各做一水平

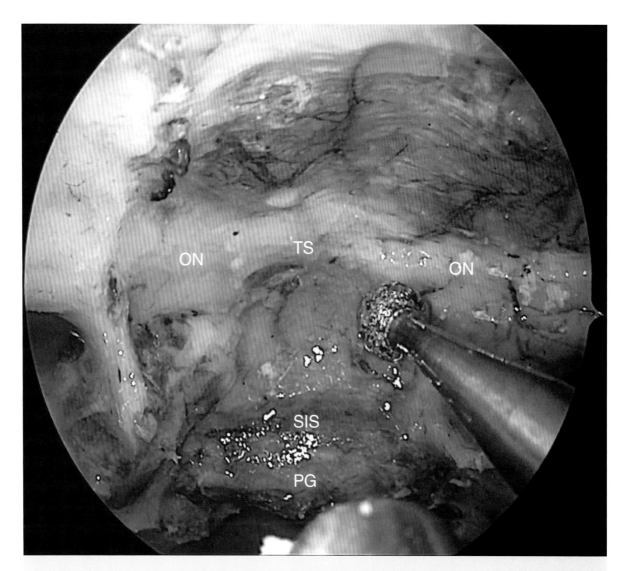

▲ 图 7-27　内镜展示中床突之间磨除鞍结节骨质

ON. 视神经；PG. 垂体；SIS. 上海绵间窦；TS. 鞍结节

切口，孤立上海绵间窦，在手术时上海绵间窦可以夹闭或电凝后切断（图 7-29）。该入路可进一步分为 3 个手术通道，即视交叉前方、视交叉前方到三脑室、视交叉下方与垂体之间。如果垂体柄遮挡，可将垂体柄向侧方轻微牵拉以暴露肿瘤（图 7-30）。

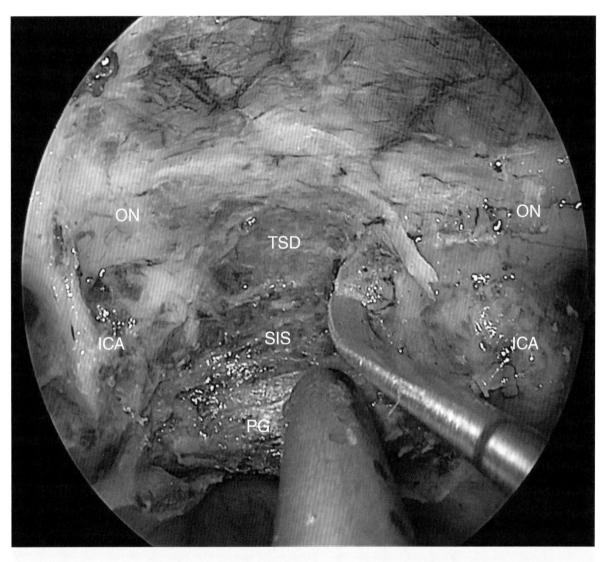

▲ 图 7-28　内镜展示使用剥离子去除蛋壳化的骨质

ICA. 颈内动脉；ON. 视神经；PG. 垂体；SIS. 上海绵间窦；TSD. 鞍结节硬膜

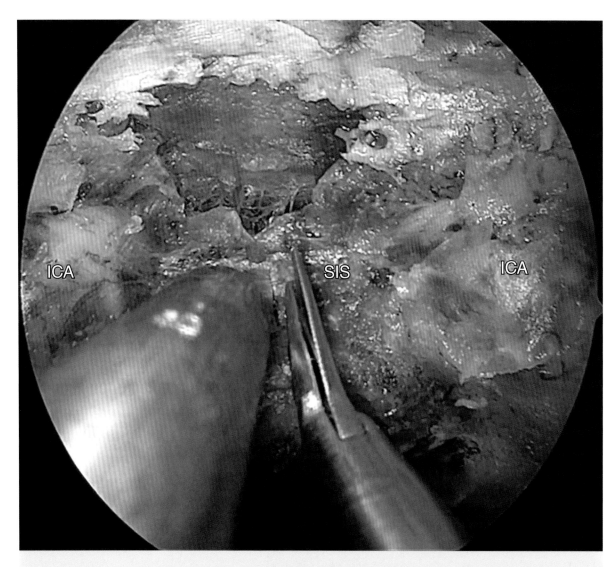

▲ 图 7-29　内镜展示上海绵间窦切开

SIS. 上海绵间窦；ICA. 颈内动脉

内镜解剖分步教程：鼻旁窦与腹侧颅底
Step-By-Step Approach to Endoscopic Cadaveric Dissection : Paranasal Sinuses and the Ventral Skull Base

122

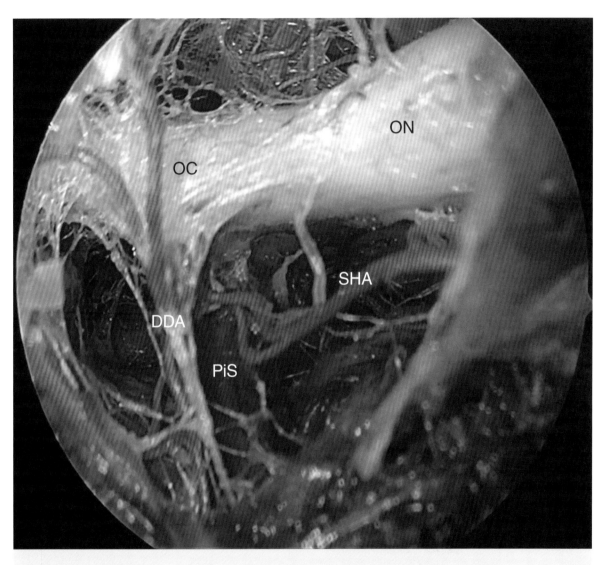

▲ 图 7-30 内镜展示经鞍结节入路，注意走向垂体柄的垂体上动脉

SHA. 垂体上动脉；DDA. 鞍膈降动脉；OC. 视交叉；ON. 视神经；PiS. 垂体柄

八、经蝶骨平台入路

该入路适用于颅咽管瘤、脑膜瘤及垂体瘤[10]。鼻腔阶段与前文相同，蝶骨平台前方边界为筛后动脉，两侧边界为视神经，使用 4mm 磨钻于蝶骨平台形成三角形骨槽，三角形底边位于筛后动脉的后方，两侧边位于视神经上方（图 7-31），剥离子去除三角形骨质（图 7-32）。如果磨除鞍结节和鞍底骨质，该入路可与经鞍底、鞍结节

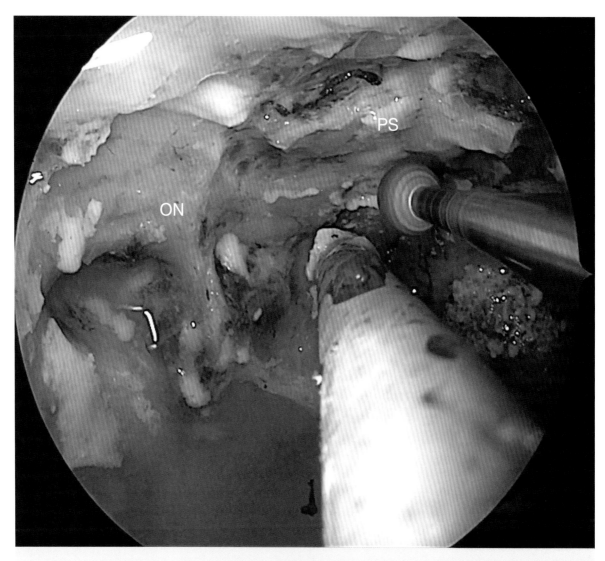

▲ 图 7-31　内镜展示磨除蝶骨平台

ON. 视神经；PS. 蝶骨平台

入路联合。分别水平切开额底硬膜及鞍底硬膜（图 7-33），跨上海绵窦间窦纵向切开并连通上下水平切口（手术中纵向切开前需夹闭或电凝上海绵间窦），向两侧翻开硬膜，上方可见视神经及视交叉，中间可见垂体柄，两侧可见颈内动脉。

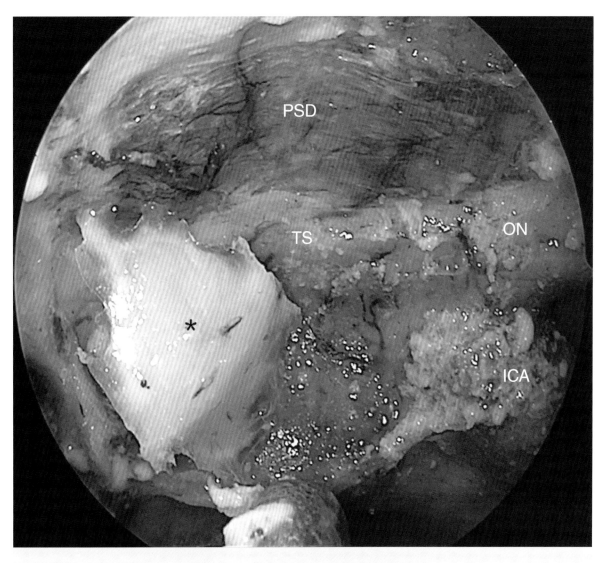

▲ 图 7-32　内镜展示暴露蝶骨平台硬膜

ICA. 颈内动脉；ON. 视神经；PSD. 蝶骨平台硬膜；TS. 鞍结节

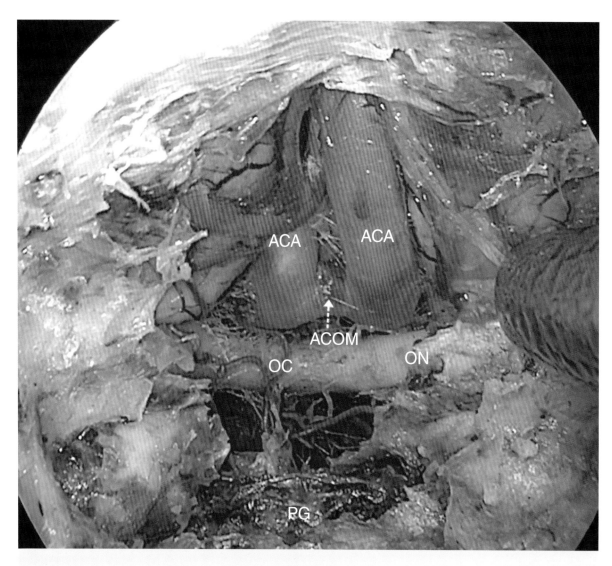

▲ 图 7-33　内镜展示切除蝶骨平台硬膜后暴露前循环

ACA. 大脑前动脉；ACOM. 前交通动脉，OC. 视交叉；ON. 视神经；PG. 垂体

九、经斜坡入路（视频 11 和视频 12）

内镜经鼻入路可以提供覆盖从额窦到颅颈联合整个颅底的路径，到达这些区域需要深入了解斜坡、颅后窝的解剖知识。斜坡可以分为以下 3 个部分。

- 上斜坡从鞍背到 Dorello 管（外展神经穿行）。
- 中斜坡从 Dorello 管到颈静脉孔。
- 下斜坡从颈静脉孔到舌下神经管。

在所有的经鼻斜坡入路中，鼻腔期的操作基本一样，之前描述的经鼻入路鼻中隔黏膜瓣放置于鼻咽部，经斜坡入路中，在黏膜瓣同侧行中鼻道开放术，鼻中隔黏膜瓣置入同侧上颌窦中。

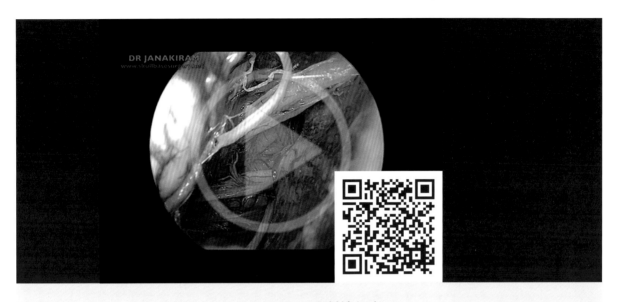

▲ 视频 11　经斜坡入路

https://www.thieme.de/de/q.htm?p=opn/cs/19/9/10190079-7ac0c578

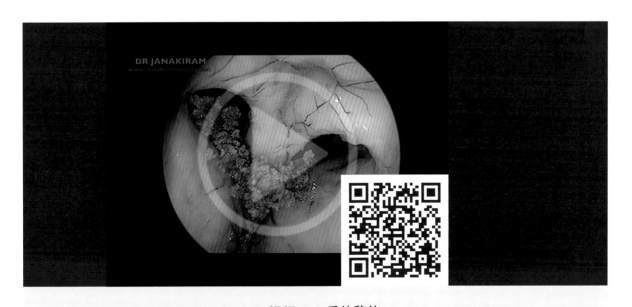

▲ 视频 12　垂体移位

https://www.thieme.de/de/q.htm?p=opn/cs/19/9/10190065-b4d51eec

（一）上斜坡解剖

这个入路用以处理累及脚间池的肿瘤，如颅咽管瘤、脑膜瘤、软骨瘤、软骨肉瘤、畸胎瘤、颗粒细胞瘤等。辨认重要解剖结构后，使用双人四手技术进行此阶段解剖。磨除蝶骨底骨质至斜坡和鞍区骨质水平，用剥离子移除被磨钻蛋壳化的鞍结节骨质，暴露鞍结节及鞍区硬膜，在鞍底处切开鞍区硬膜的骨内膜层，以剪刀剪开 U 形瓣，最外侧至两侧海绵窦，剪开覆盖上海绵间窦的硬膜后，将硬膜瓣向上翻开。

随着从鞍底向侧方钝性和锐性剥离的过程，垂体被轻轻抬高（图 7-34），可以

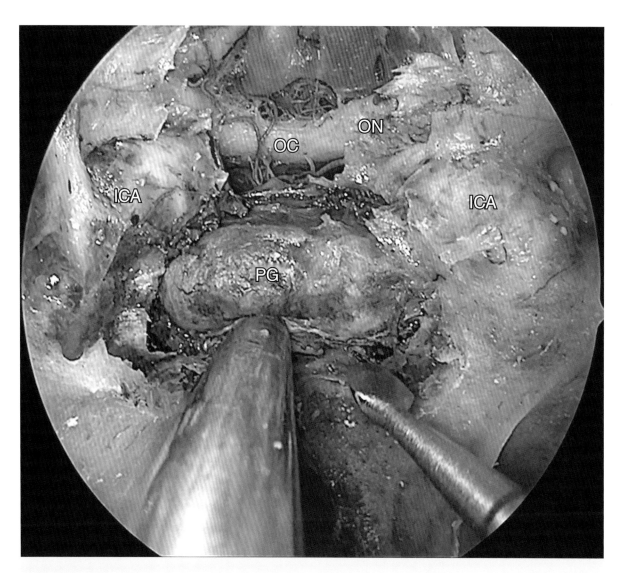

▲ 图 7-34　内镜图显示开始垂体（PG）上移位

ICA. 颈内动脉；OC. 视交叉；ON. 视神经

观察到致密的硬脑膜向海绵窦方向延续。从侧方抬起垂体会暴露脑膜垂体干的垂体下动脉分支和许多固定垂体的韧带。匹兹堡团队采用了整块移位技术[10]，这项技术强调垂体从垂体窝完全移位，达到这一目的需要切断所有固定在海绵窦的外侧韧带。图 7-35 显示垂体下动脉和韧带被切断。另一侧也做同样的操作。垂体上动脉是垂体的主要供血动脉，操作过程中应注意保护。覆盖鞍区的硬脑膜紧密地附着在垂体包膜上，切开硬脑膜后垂体可以自由移位，向上可活动至鞍上池和视交叉前池，活体的垂体可以用纤维蛋白胶固定在原位。

　　按以上操作显露鞍背，两侧为后床突。两侧沿鞍背垂直面切开骨质，并在鞍背底

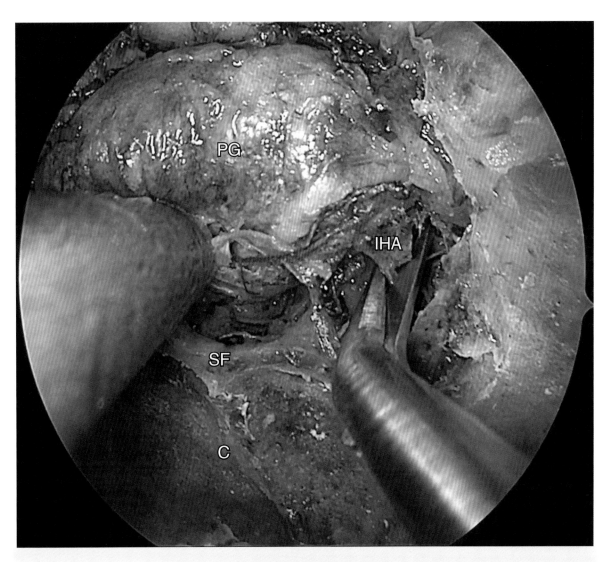

▲ 图 7-35　内镜图显示离断垂体下动脉（IHA）

C. 斜坡；PG. 垂体；SF. 鞍底

部行水平面切开（图 7-36），继续磨除骨质到硬膜。切开后床突之间的硬脑膜观察基底动脉的情况，用磨钻（图 7-37）磨除两侧后床突，骨质变薄后去除骨质，注意不要损伤与后床突关系密切的动眼神经和颈内动脉。这样能够暴露脚间池，脚间池内有后循

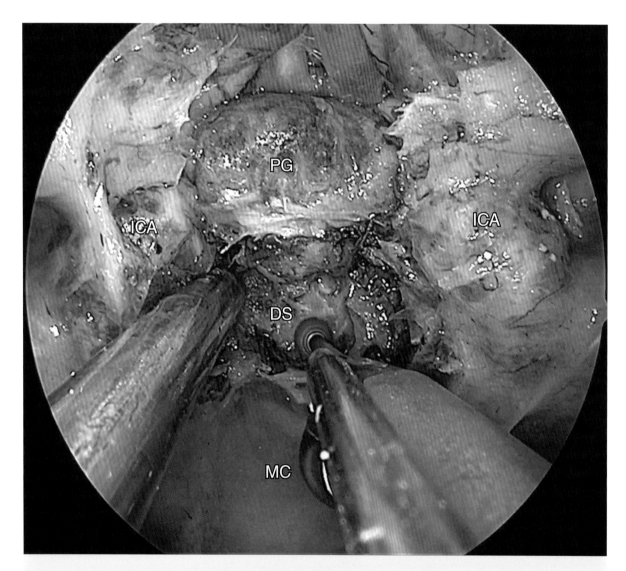

▲ 图 7-36　内镜图显示磨除鞍背（DS）骨质

ICA. 颈内动脉；MC. 中斜坡；PG. 垂体

环的动脉（图 7-38）。动眼神经在小脑后动脉（PCA）的下方和小脑上动脉（SCA）的上方，走行到海绵窦的顶部。后交通动脉在三脑室底部下方的后内侧走行，并发出穿支到第三脑室（图 7-39）。

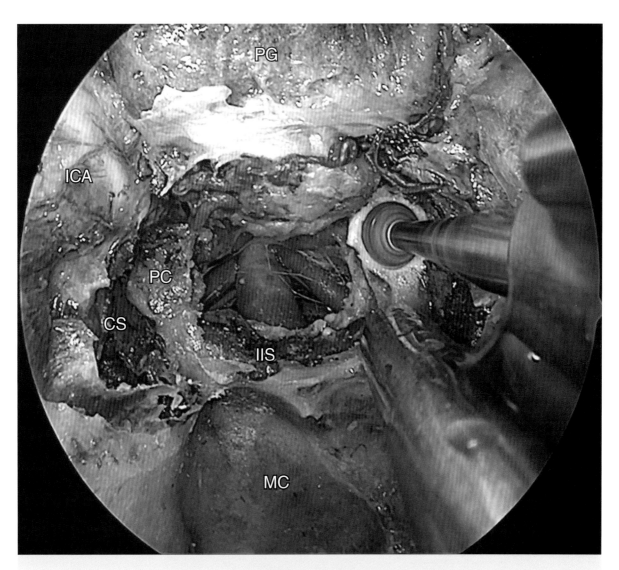

▲ 图 7-37　内镜图显示磨除后床突（PC）骨质

CS. 海绵窦；ICA. 颈内动脉；IIS. 下海绵间窦；MC. 中斜坡；PG. 垂体

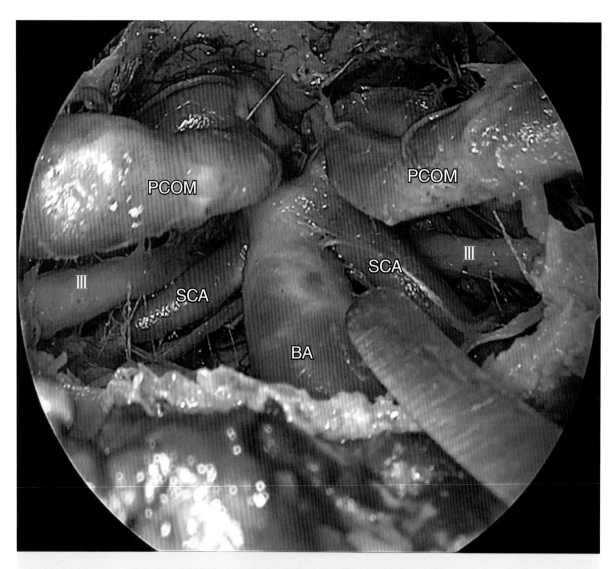

▲ 图 7-38　内镜图显示后循环与动眼神经（Ⅲ）

BA. 基底动脉；PCOM. 后交通动脉；SCA. 小脑上动脉

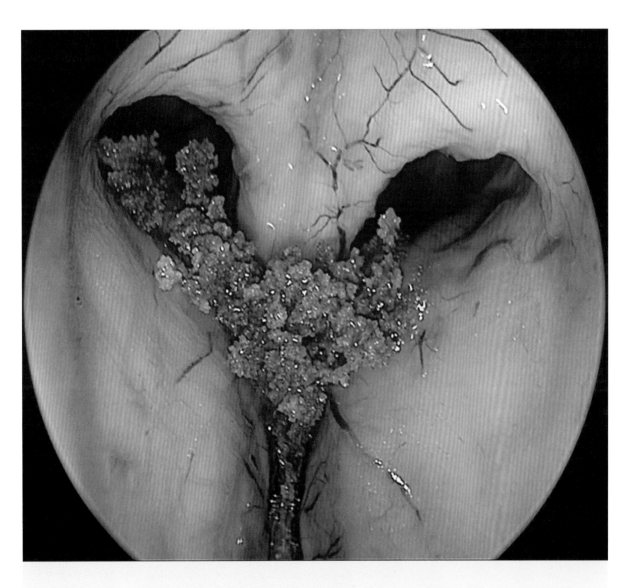

▲ 图 7-39　内镜图显示第三脑室底、Munroe 孔和脉络丛

（二）中斜坡解剖

中斜坡入路主要用于处理脑膜瘤、脊索瘤、表皮样瘤等。确定解剖标志物后，磨除蝶窦底壁至斜坡水平，去除覆盖中斜坡的黏膜，用磨钻磨除鞍底至蝶窦底的骨质，侧方的磨除范围受斜坡旁段 ICA 的限制。在这个水平面上，两侧斜坡旁段 ICA 间的平均距离约为 17mm[11]。在这些解剖标志物之间继续磨除骨质（图 7-40），基底静脉丛位

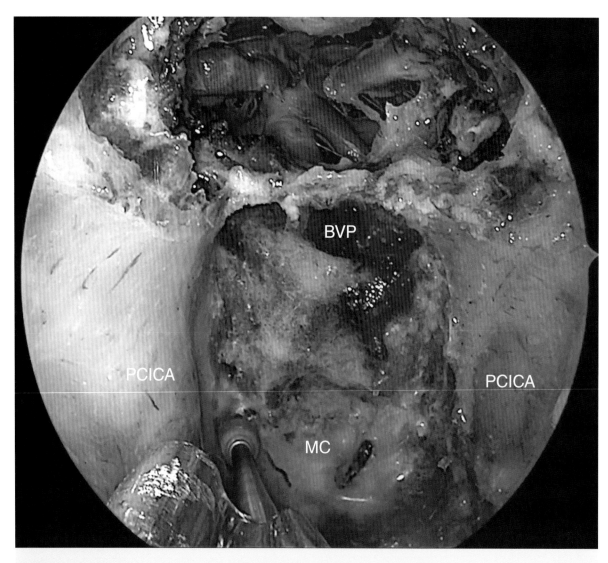

▲图 7-40　内镜图显示磨除中斜坡（MC）骨质

BVP. 基底静脉丛；PCICA. 颈内动脉斜坡旁段

于该区域，在活体手术中可能会引起快速出血；这种出血可以用止血纱布或流体明胶控制，或通过止血剂压迫止血（图 7-41）。外展神经将穿过基底静脉丛，并在 Dorello 管处穿过硬脑膜[12]，Dorello 管距后床突约 20mm，距中线约 1cm。从斜坡侧方切开后去除静脉丛，暴露硬脑膜，T 形切开硬膜，向侧方牵开，可见 Dorello 管旁的外展神经脑池段、两侧椎动脉汇成基底动脉，小脑前下动脉（AICA）（图 7-42）位于外展神经的下方，后组颅神经位于 AICA 的下方（图 7-43）。

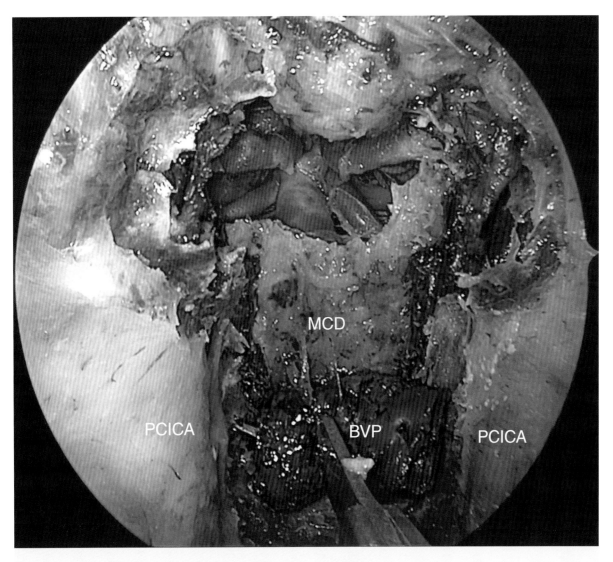

▲ 图 7-41　内镜图显示去除基底静脉丛（BVP）

MCD. 中斜坡硬膜；PCICA. 颈内动脉斜坡旁段

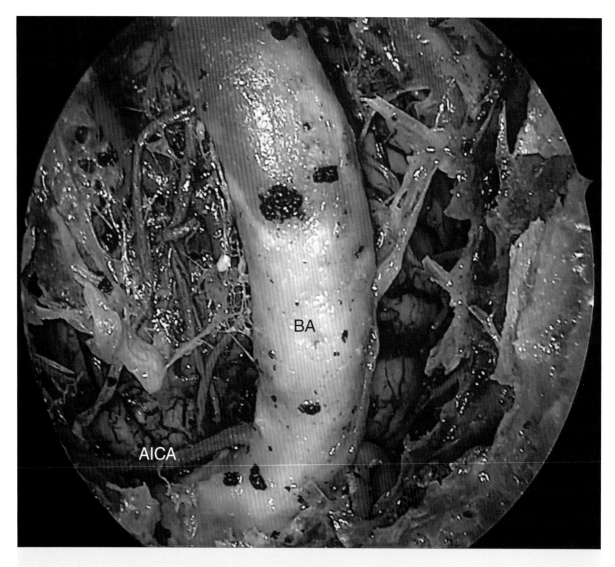

▲ 图 7-42　内镜图显示完全暴露中斜坡和小脑前下动脉（**AICA**）

BA. 基底动脉

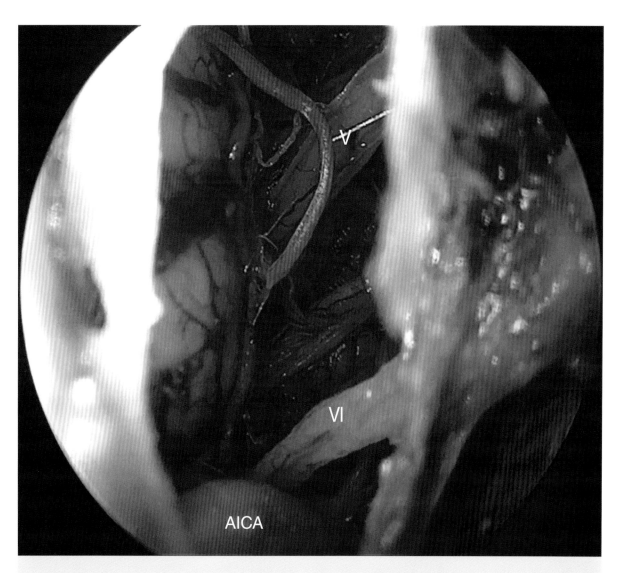

▲ 图 7-43　内镜图显示切除中斜坡后显露外展神经

AICA. 小脑前下动脉；Ⅴ. 三叉神经；Ⅵ. 外展神经

（三）下斜坡解剖

该入路适用于斜坡脊索瘤、软骨肉瘤、胆固醇肉芽肿等。鼻腔解剖阶段与上斜坡相似。将犁状骨磨至硬腭水平。在解剖过程中使用冷钢器械去除下斜坡的黏膜，但在手术中使用等离子刀。切除黏膜后，暴露头长肌和颈长肌（图 7-44）。切开颊咽筋

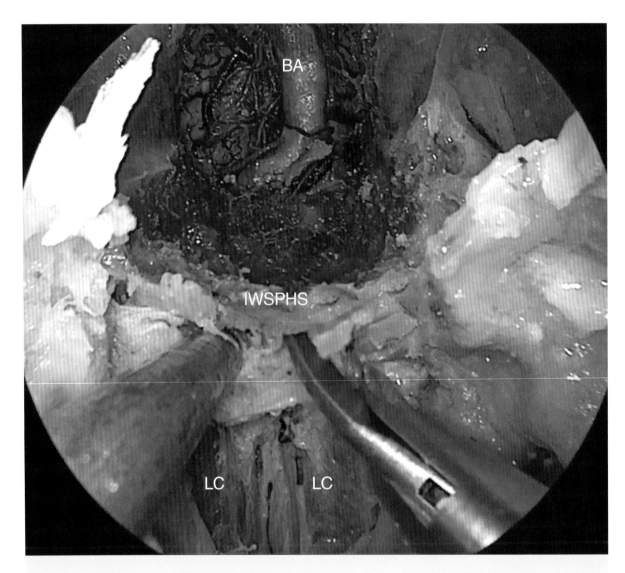

▲图 7-44　内镜图显示切除颈长肌和头长肌（**LC**）后显露蝶骨底和枕骨底

BA. 基底动脉；IWSPHS. 蝶窦下壁

膜，抬起并分离肌肉以暴露蝶骨底和枕骨底部。用切割钻磨除骨质。因中斜坡处斜坡旁段颈内动脉延续为在颈内动脉管中走行的岩骨段颈内动脉，骨窗范围在此区域可以向外侧延伸（图 7-45）。骨窗下极可达寰椎弓，在中线切开硬脑膜，向侧方牵拉。骨窗的外侧界是舌下神经管。辨认舌下神经（图 7-46）。椎动脉和小脑后下动脉（PICA）的发出处（图 7-47）辨认脊髓前血管。这样完成了下斜坡的解剖。

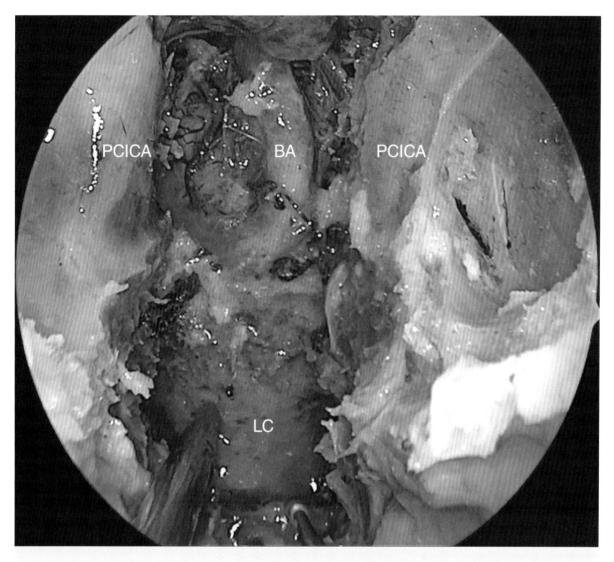

▲ 图 7-45　内镜图显示磨除下斜坡骨质（LC）

BA. 基底动脉；PCICA. 颈内动脉斜坡旁段

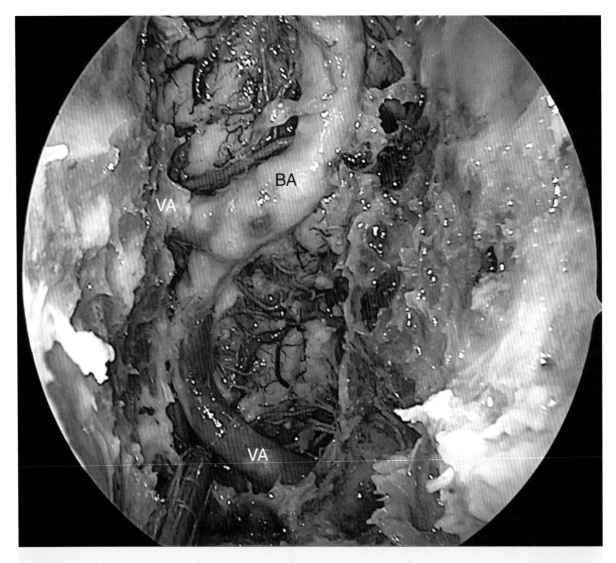

▲ 图 7-46　内镜图显示两侧椎动脉（VA）汇成基底动脉（BA）

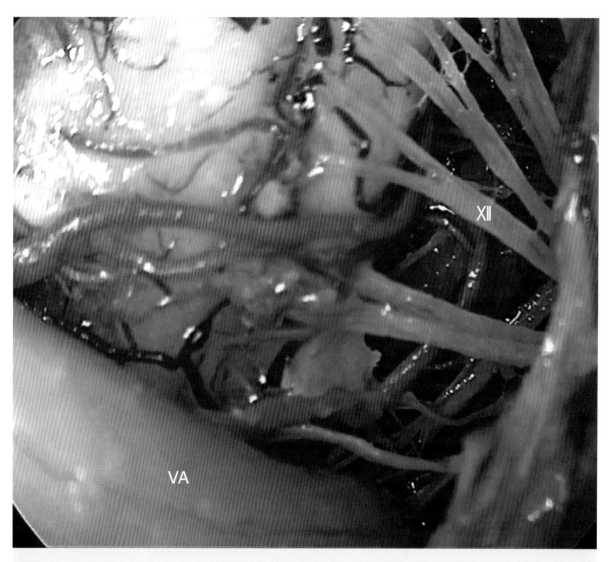

▲ 图 7-47　内镜图显示舌下神经（Ⅻ）和椎动脉（VA）

（四）重建

在矢状平面上所有入路的重建[13]选择取决于病变性质。在作者所在中心，根据缺损大小及黏膜瓣是否有活力，选择带蒂鼻中隔黏膜瓣、鼻腔侧壁黏膜瓣或骨膜瓣进行多层修补。多层重建是第一层用脂肪消除无效腔，然后用阔筋膜，于硬膜外或硬膜间重建。然后放置带蒂血管移植物，边缘使用纤维蛋白胶。如果缺损很大或第三脑室开放，"密封圈封闭"[14]是重建的首选。这种重建技术先用软组织如阔筋膜覆盖整个缺损，然后取适合缺损大小的硬质材料如鼻中隔软骨。硬组织放在软组织表面的中央，即软组织在硬组织周围环绕，硬组织被推入缺损内形成一个密封圈，带血供黏膜瓣被放置在上面。应注意确保黏膜瓣边缘与裸露的骨面紧密接触（图 7-48）。

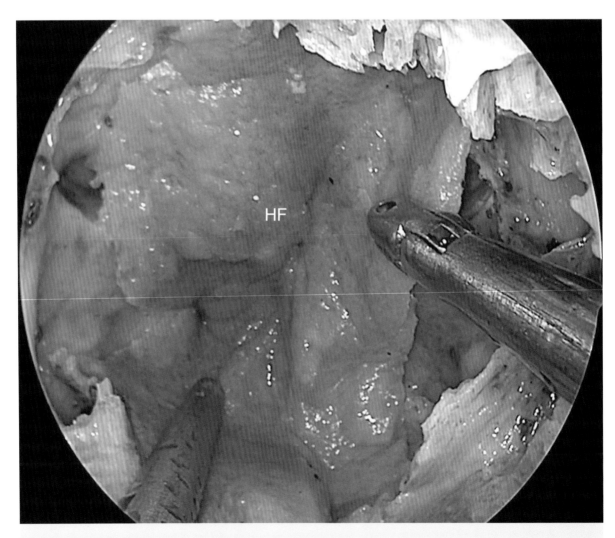

▲ 图 7-48　内镜图显示鼻中隔黏膜瓣（HF）完整覆盖缺损区

参考文献

[1] Price JC, Loury M, Carson B, Johns ME. The pericranial flap for reconstruction of anterior skull base defects. Laryngoscope 1988;98(11):1159-1164

[2] BentJ, Kuhn FΛ, Cuilty C. The frontal cell in frontal recess obstruction, Am J Rhinol 1994; 8:185-191

[3] Bolger WE, Butzin CA, Parsons DS. Paranasal sinus bony anatomic variations and mucosal abnormalities: CT analysis for endoscopic sinus surgery. Laryngoscope 1991;101(1 Pt 1, 1pt 1): 56-64

[4] Lang J. Clinical Anatomy of the Nose, Nasal Cavity and Paranasal Sinuses, New York, NY: Thieme Medical Publishers; 19891-3

[5] Fuji K, Chambers SM, Rhoton AL Jr. Neurovascular relationships of the sphenoid sinus, A microsurgical study.J Neurosurg 1979;50(1):31-39

[6] Osawa S, RhotonAL Jr, Tanriover N, Shimizu S, Fuji K Microsurgical and surgical exposure. Neurosurgery 2008;63:210 238

[7] Rhoton AL Jr. The posterior cranial fossa. Microsurgical anatomy and surgical approach, Neurosurgery 2006;47(3, Supp):S1-S298

[8] LangJ.Anatomy of Nose, Nasal Cavity and Paranasal Sinus New York, NY; Thieme Medical Publishers; 1989

[9] Kassam AB, Gardner PA, Snyderman CH, Carrau RL Mintz AH, Prevedello DM. Expanded endonasal approach, a fully endoscoplc transnasal approach for the resection of mildline suprasellar craniopharyngiomas: a new classification based on the infundibulum. J Neurosurg 2008;108(4):715-728

[10] Kassam AB, Prevedello DM, Thomas A, et al Endoscopic endonasal pituitary transposition for a transdorsum sellae approach to the interpeduncular cistern, Neurosurgery 2008; 62(3, Suppl 1):57-72, discussion72-74

[11] Lang J Skull Base and Related Structures; Atlas of ainical Anatomy. Stuttgart, Germany; Schattauer Verlag; 1995

[12] Iaconetta G, Fusco M, Cavallo LM, Cappabianca P, Samii M Tschabitscher M.The abducens nerve: microanatomic and endoscopic study. Neurosurgery 2007;61(3, Suppl):7-14, discussion 14

[13] Kassam AB,Thomas A, Carrau RL et al. Endoscopic reconstruction of the cranial base using a pedicled nasoseptal flap. Neurosurgery 2008;63(1, Suppl 1):ONS44-ONS52, discussion ONS52-ONS53

[14] Leng LZ, Brown S, Anand VK, Schwartz TH, "Gasket seal" watertight closure in minimal-access endoscopic cranial base surgery. Neurosurgery 2008;62(5, Suppl 2): E342-E343, discussion E343

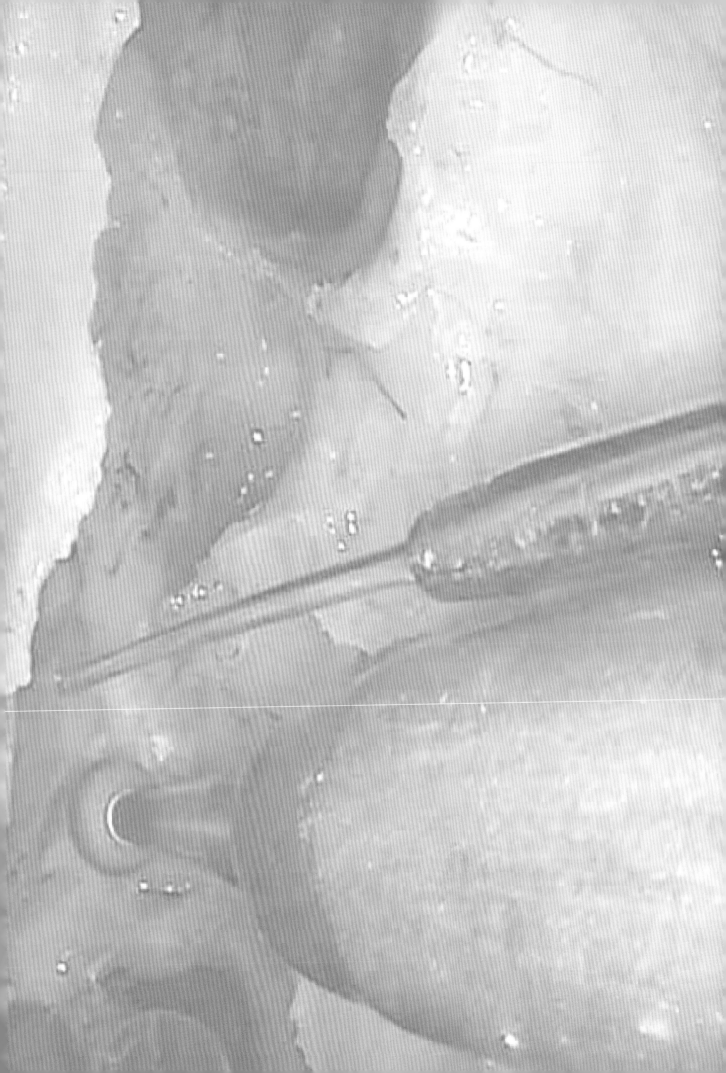

内镜解剖分步教程
鼻旁窦与腹侧颅底
Step-By-Step Approach
to Endoscopic Cadaveric
Dissection
Paranasal Sinuses and the Ventral
Skull Base

第 8 章　冠状面内镜入路

Endoscopic Approaches in Coronal Plane

Narayanan Janakiram　　Dharambir S. Sethi　　Onkar K. Deshmukh　　Arvindh K. Gananathan　　著

一、概述

冠状面的手术入路是指为到达腹侧颅底冠状面的解剖结构所使用的手术路径。这些手术路径大致可分为前冠状面，包括眶上及经眼眶入路；中冠状面包括经翼突入路，经海绵窦入路及岩骨上入路；最后是后冠状面入路，包括岩骨下入路及咽旁入路[1]。

针对前冠状面的解剖结构，可直接采用同侧内镜经鼻入路。但如需到达中冠状面及后冠状面区域的结构，需经过上颌窦（经上颌窦入路）。因此，行内镜下部分开放上颌窦是这些入路很重要的一步。内镜下开放内侧上颌窦或者改良的内镜 Denker 入路，可开放经上颌窦的通道，开放范围取决于向外侧结构扩展的需要。

本章将展示前、中、后三个冠状层面重要入路的基础操作步骤（表 8-1）。熟练掌握颅底三个层面的空间结构及相互关系，可降低操作者在学习过程中的操作难度。

表 8-1　冠状面的入路

	入路 → 所能到达的区域
前冠状面	经鼻眼眶减压 → 眶部
	经鼻视神经减压 → 视神经管及视神经
中冠状面	经翼突入路至翼腭窝及颞下窝 → 翼腭窝（PPF）及颞下窝（ITF）
	经翼突岩骨上入路到达 Meckel 囊及海绵窦下部 → 眶下裂（IOF）、Meckel 囊、海绵窦
	经翼突入路到海绵窦上部 → 四方区域；海绵窦上部
后冠状面	经翼突岩骨下入路 → 岩尖骨质

二、前冠状面入路

眼眶及视神经减压（视频 13）

眼眶及视神经管为骨性空腔结构，任何可能导致腔内压力升高的改变，如水肿、肿瘤、出血等，可造成视力快速下降及眼外肌运动受限。内镜经鼻入路可提供相对安全简单的到达眶区的路径，从而提高疗效。眼球及神经轴内侧的眶区肿瘤可通过此入路治疗。而那些偏外侧的病变则需外侧入路或经眶入路。下面主要针对内镜经鼻入路。

▲ 视频 13　眼眶及视神经减压

https://www.thieme.de/de/q.htm?p=opn/cs/19/9/10190066-31f3457d

1. 相关解剖

鼻腔和眼眶被纤薄的筛窦外侧壁分隔，称为筛骨纸样板（lamina papyracea）。筛前及筛后动脉起源于眼动脉，并分别于距泪前嵴 24 ～ 36mm 处横行于眶顶壁[2]。筛后动脉距视神经管约为 6mm，位于蝶窦前壁的前方 2 ～ 8mm。

视神经管为圆柱形骨性管状结构，位于蝶骨小翼及蝶骨体之间，视神经及眼动脉于管内走行。视神经管为斜行通道，连接颅腔及眼眶，在两侧开口于视神经孔。视神经管内最狭窄的部位位于后筛及蝶窦的交汇处。这个部位是硬膜与眼眶骨膜的移行区域，也是 Zinn 韧带所在区域。Zinn 韧带也称 Zinn 总腱环，是纤维环状结构，是眼外肌肌腱在眶尖处融合的部位。

眼动脉近心端与视神经伴行，走行于神经的下外侧。随着在视神经管内向远端走行，与神经的位置关系逐渐变为神经的下内侧。这种位置关系在磨除视神经管管壁及切开视神经鞘时应特别注意，避免损伤此动脉。

2. 眼眶减压

眼眶减压涉及一个或多个眶壁移除。这种术式多用于 Grave 眼病的眶内减压，或者功能性鼻窦手术造成的筛前动脉牵拉断裂所致眶内出血。此过程还是经鼻内镜经眶入路到达眶尖区域的前期步骤。

眼眶减压始于部分钩突切除及中鼻道开放术。将上颌窦开口扩大，向前至鼻泪管，向下方至下鼻甲的上缘，向上方至眶底，向后至上颌窦的后壁。然后行前筛及后筛切除及广泛的蝶窦开放。蝶窦前壁完全移除。使用相关器械，可将筛骨纸样板从泪骨分离并移除，切除范围可至蝶窦壁前方 Zinn 环所在位置（图 8-1）。应注意不要损伤眶周结构。此时眶的底壁已经移除直至眶下神经管。此时需谨慎去除一个完整眶壁 + 另外半个眶壁（眼眶共 4 个眶壁），以获得眼球回撤的充足空间（图 8-2）。

在移除筛骨纸样板后，可见眶内脂肪。术者可移除脂肪，暴露内直肌（图 8-3）。同时，可辨认下直肌、上直肌、上斜肌。下直肌及内直肌之间、上斜肌及内直肌之间的空间，可作为处理眶尖病变的手术通道（图 8-4）[3]。

3. 视神经减压

视神经减压是指沿视神经长轴磨除视神经管的部分骨质，从而达到减轻视神经压力的目的。引起视神经受压的病因主要为创伤性水肿、非骨性病变或炎性假瘤等。其他罕见病因包括蝶窦的黏液囊肿、神经鞘瘤和非动脉性缺血性视神经病变（nonarteritic anterior ischemic neuropathy，NAION）。

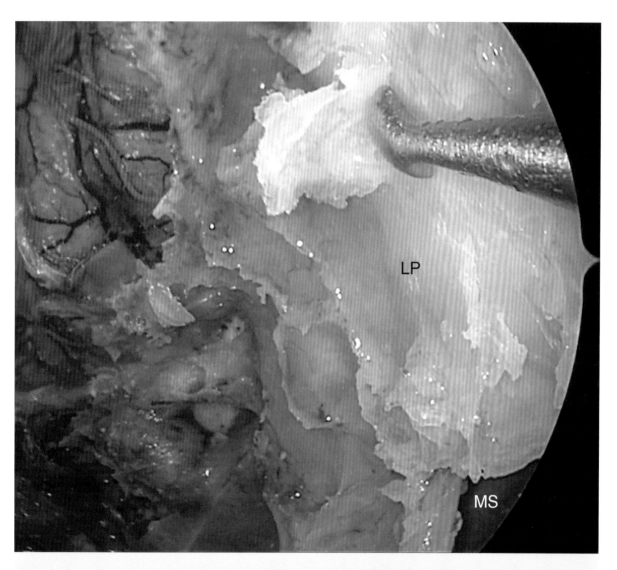

▲ 图 8-1　内镜图展示自眶内侧壁去除纸样板

LP. 纸样板；MS. 上颌窦

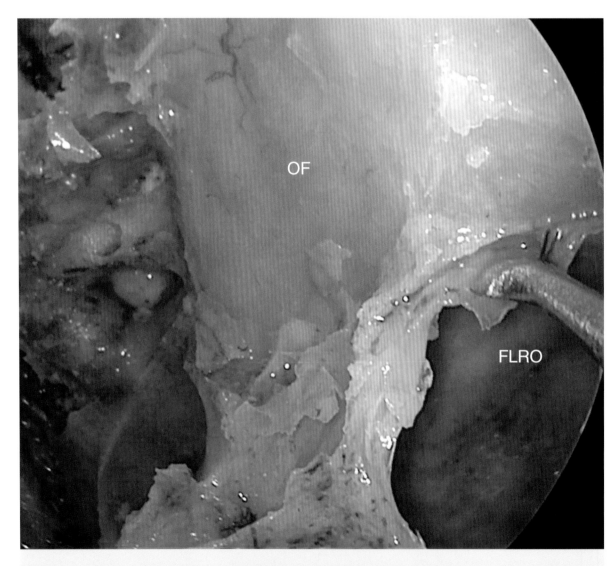

▲ 图 8-2 内镜图展示除眶底壁直至眶下神经管

OF. 眶周脂肪；FLRO. 眶底壁

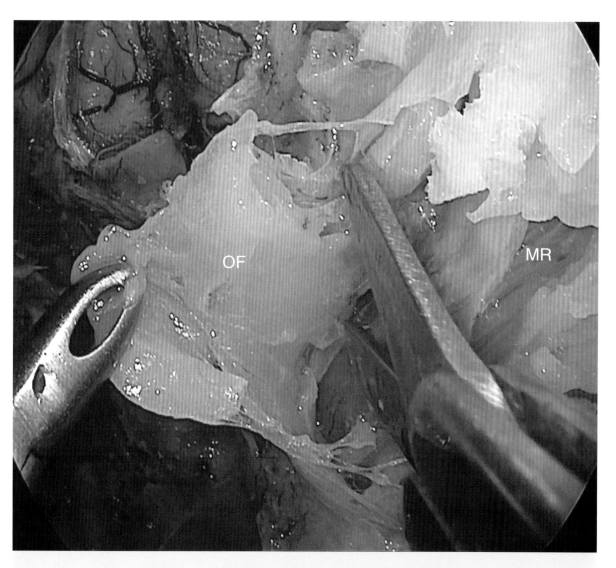

▲ 图 8-3　内镜图展示移除眶周脂肪直至显露内直肌

OF. 眶周脂肪；MR. 内直肌

　　视神经减压手术过程为单人双手操作，使用 0° 内镜。部分钩突切除，中鼻道开放（中鼻甲向中隔侧推），前筛及后筛切除，以及蝶窦的充分开放。蝶窦前壁需使用磨钻整体磨除或咬骨钳咬除。在蝶窦的侧壁及后壁可见视神经隆凸。视神经管减压可用磨钻沿视神经管长轴开始磨除（图 8-5）。视神经管前界的标志是 Zinn 总腱环，磨除骨质的后界即为蝶窦后壁（图 8-6）。减压至少需磨除 180° 环形区域。刮匙在去除薄

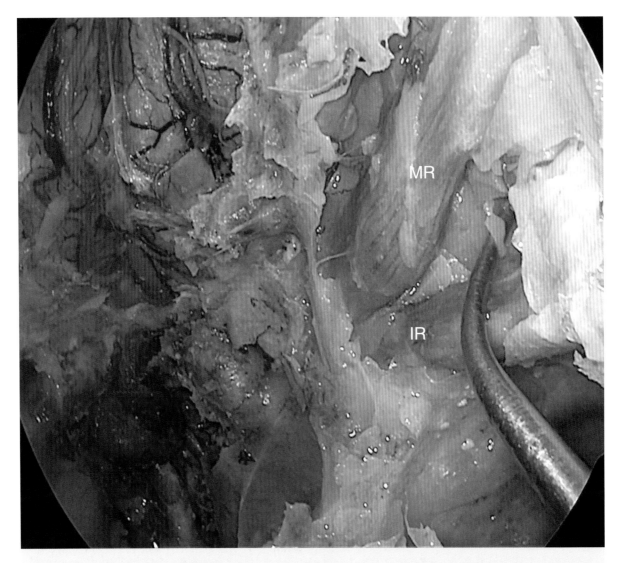

▲ 图 8-4　内镜图展示球状探针所放置位置为经眶入路至眶尖的通道

IR. 下直肌；MR. 内直肌

片骨质上非常有效（图 8-7）。当骨性视神经管已充分去除后，即后至蝶窦后壁，前至 Zinn 总腱环及内直肌，可用镰状尖刀或 15 号刀片切开视神经鞘。切开视神经鞘需于内上 1/4 区域进行（右侧为 12 点钟至 3 点钟方向，左侧则为 9 点钟至 12 点钟方向）。要特别注意，切开视神经鞘时需避免损伤眼动脉（图 8-8）。

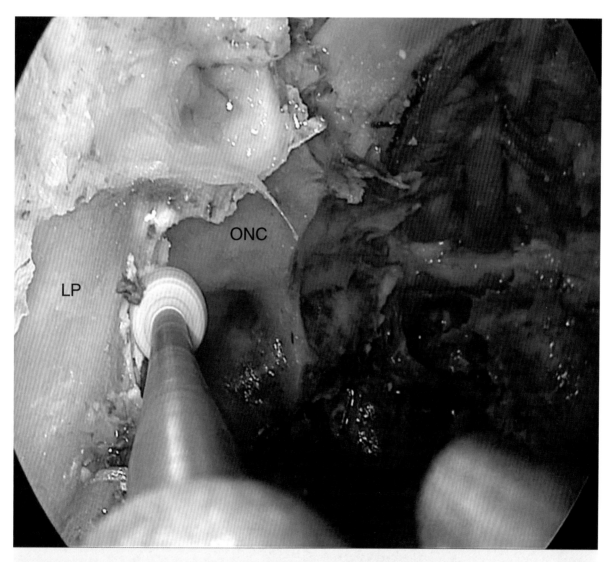

▲ 图 8-5　内镜下自 Zinn 总腱环开始磨除视神经管
LP. 纸样板；ONC. 视神经管

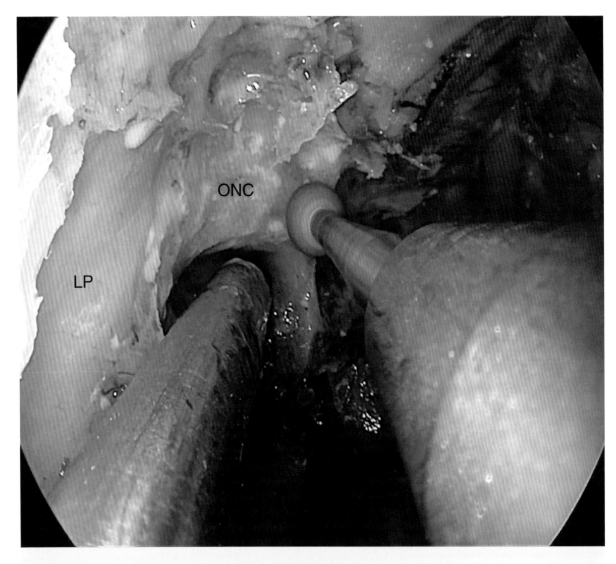

▲ 图 8-6　内镜下沿视神经长轴方向从前向后减压

LP. 纸样板；ONC. 视神经管

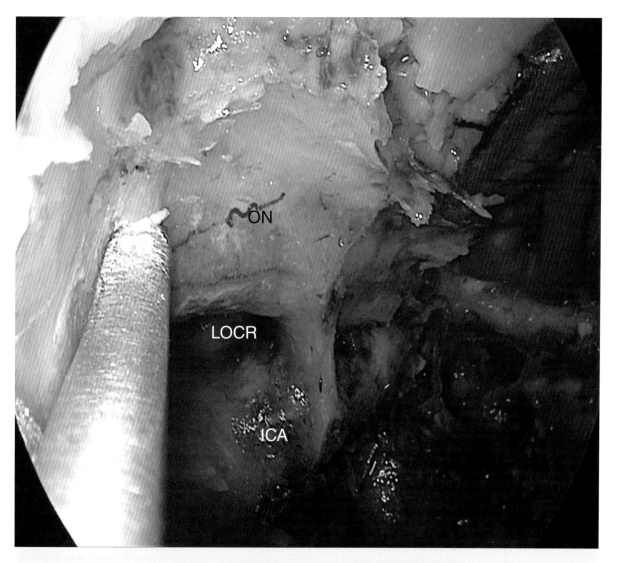

▲ 图 8-7 内镜下使用 Cottle 钳移除薄片骨质
ICA. 颈内动脉；LOCR. 视神经 – 颈内动脉外侧隐窝；ON. 视神经

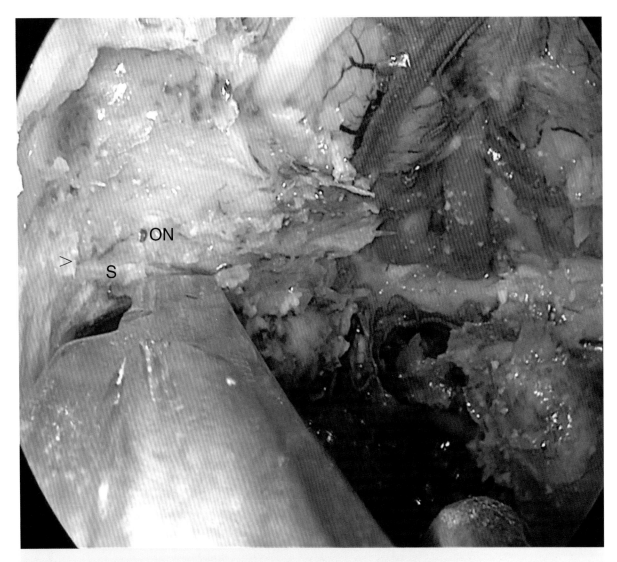

▲图 8-8　内镜下切开视神经硬膜鞘

ON. 视神经；S. 神经鞘；>. 切口

三、中冠状面入路

（一）经上颌窦径路：内镜下经鼻、经上颌窦入路

对于腹侧颅底手术，为治疗冠状面解剖结构中的占位病变，内镜入路通常都需要经过上颌窦。根据病变的位置或是向外侧扩展的程度，内镜下内侧上颌窦开放（上颌骨切除）或者改良的内镜 Denker 入路是两种常用的经上颌窦入路。这两种入路都可获

得较好的侧颅底区域暴露[4]。

（二）内镜下内侧上颌窦开放术（或内侧上颌骨切除术）

此过程使用 0° 内镜单人双手操作。包括部分钩突切除术，中鼻道开放，前筛及后筛开放，以及蝶窦开放。开窗范围应向前方至泪骨，尾侧至下鼻甲的上缘，上方至眶底壁，后方至上颌窦的后壁。使用鼻甲剪沿下鼻甲附着处切除下鼻甲（图 8-9）。使用黏膜钳或 Weil Blakesley 直钳，去除上颌窦内侧壁对应的下鼻道黏膜。咬骨钳或高速磨钻去除已暴露的上颌窦内侧壁骨质。此时上颌窦内侧壁骨质已完全去除。

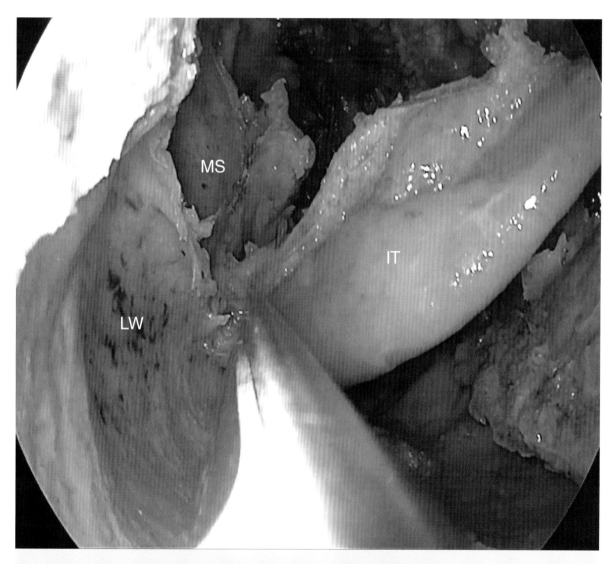

▲ 图 8-9　内镜下显示下鼻甲切除

IT. 下鼻甲；LW. 外侧壁；MS. 上颌窦

经此操作所能达到上颌窦后壁的内侧部分及翼突复合体（pterygoid complex）。可以通过在鼻中隔造口，方便进行双人四手操作。鼻中隔造口的方式为去除鼻中隔软骨的一小部分，造口部位是中鼻甲前端所对应的鼻中隔黏膜，使用两侧垂直的切口切开（左侧以纵行方向，右侧以水平方向切开鼻中隔黏骨膜）。切开后即可建立一个通道，操作者可通过对侧鼻腔进入器械进行操作。

（三）内镜改良 Denker 入路（视频 14）

与上颌窦内侧壁切除类似，Denker 入路起始于部分钩突切除，中鼻道充分开放，前后筛切除及广泛蝶窦开放。切除下鼻甲，下鼻道外侧壁的鼻黏膜。用尖刀切除梨状孔下方附着的黏骨膜。使用 Cottle 钳，将上颌窦前壁的骨膜向外侧翻起（图 8-10）。此操作可使术野向后上方扩展直至可见眶下神经管。此时助手可帮助将骨膜瓣向外侧牵拉，进行四手操作。助手扶镜，操作者双手经同一鼻孔配合使用磨钻及吸引器（图 8-11）。在上颌窦前壁钻孔，即可进入上颌窦腔。将所钻的骨孔向上方扩展至上颌窦顶，向下方至上颌窦底壁，梨状孔所对应的窦壁一并磨除（图 8-12）。沿着上颌窦内侧壁向后方磨除，可见鼻泪管。如图 8-13 所示，鼻泪管周围骨质已去除，鼻泪管以剪刀锐性切开。此时上颌窦内侧壁已完全移除。使用 Blakesley 钳，去除上颌窦后壁的黏膜。

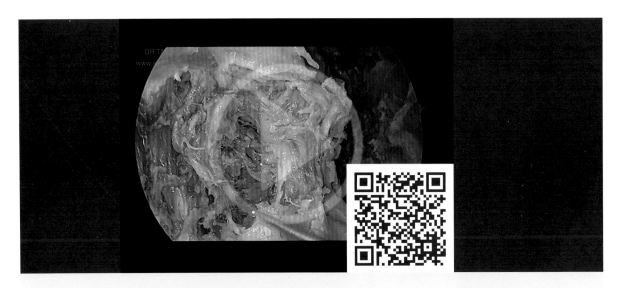

▲ 视频 14　内镜经鼻经上颌窦入路（内镜改良 Denker 入路至翼腭窝）

https://www.thieme.de/de/q.htm?p=opn/cs/19/9/10190067-f9011144

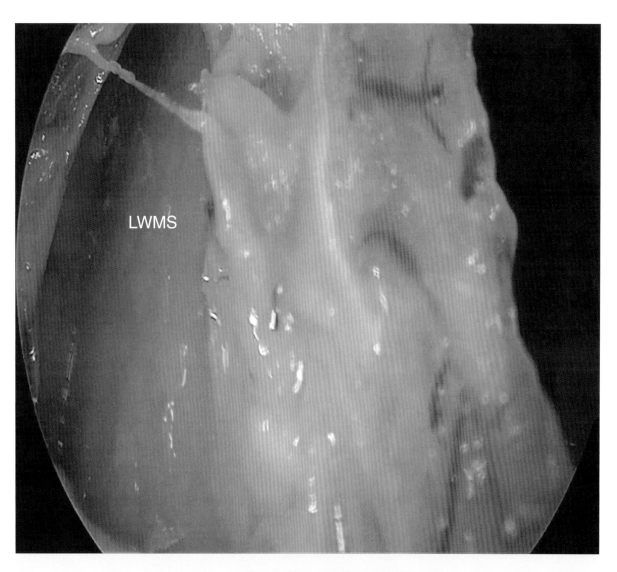

▲图 8-10　内镜下显示外侧骨膜瓣由梨状孔处抬起

LWMS. 上颌窦外侧壁

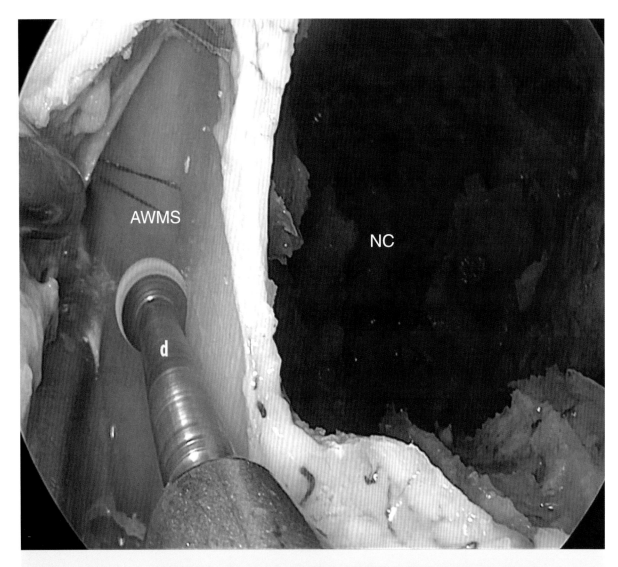

▲ 图 8-11　内镜下显示 Denker 入路所暴露的范围，注意后上方的眶下神经管

AWMS. 上颌窦前壁；NC. 鼻腔

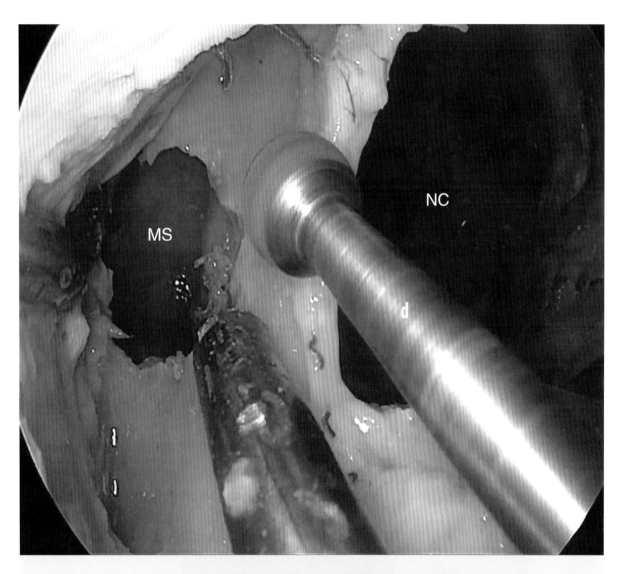

▲图 8-12　内镜下显示钻开上颌窦前壁后的上颌窦窦腔

MS. 上颌窦；NC. 鼻腔

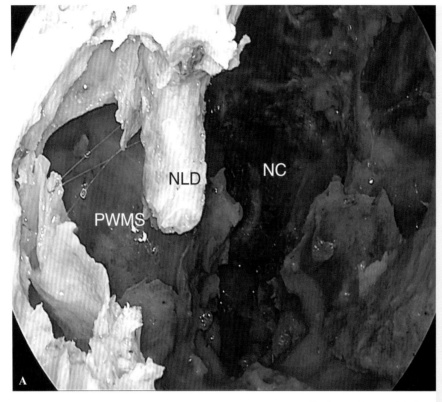

◀ 图 8-13　内镜下显示改良内镜下 **Denker** 入路的完整暴露范围（**A**），用剪刀剪断鼻泪管（**B**）

NLD. 鼻泪管；PWMS. 上颌窦后壁；NC. 鼻腔

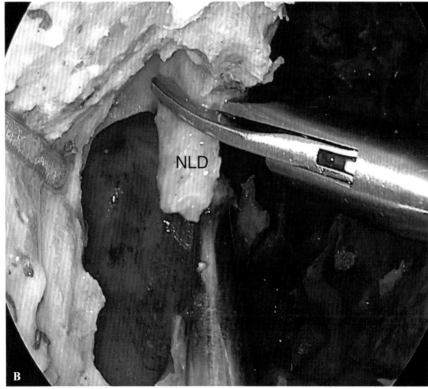

（四）经翼突入路至翼腭窝

翼腭窝（pterygopalatine fossa，PPF）内有众多神经血管结构走行，并与多个腔隙相沟通。内镜入路能以极佳的视野，安全简便地到达翼腭窝。该入路常用于蝶腭动脉结扎失败需行颌内动脉（internal maxillary artery，IMA）结扎的患者，以及因难治性血管运动性鼻炎行翼管神经切断的患者。另外，对于某些肿瘤，如青少年鼻咽部血管纤维瘤（juvenile nasopharyngeal angiofibroma，JNA）和起源于翼腭窝的上颌神经鞘瘤，暴露翼腭窝是切除肿瘤的必需过程。暴露翼腭窝还可用于经翼腭窝入路到达海绵窦、Meckel 腔及颞下窝的手术。

1. 相关解剖

翼腭窝是一个位于上颌窦后壁和翼突根部之间倒立锥形的空间，翼腭窝在外侧与颞下窝通过翼上颌裂相沟通，与鼻腔通过蝶腭孔相通，其中走行蝶腭动脉及神经。通过眶下裂与眶沟通，走行的结构有上颌神经分支的眶下神经及颧神经、眶下动脉及眼下静脉。翼腭窝的前壁由上颌窦后壁及上方的腭骨眶突构成。上壁为蝶骨大翼的下缘和蝶窦的底壁。内侧壁为腭骨的垂直板，垂直板与上颌窦后壁在前方融合。腭骨垂直板在后方与翼突内侧连接，共同构成了蝶腭孔。翼腭窝内侧壁的上方根部有两个凸起。第一个凸起与上颌窦上内侧窦腔相融合。第二个凸起更薄，与翼管相融合形成翼腭管或腭鞘管（palatovaginal canal）。

内侧壁偏外侧，翼腭窝骨质构成腭大管，尖端通过腭大神经孔向下与口腔相通，其内走行腭大神经及血管（腭降动脉，descending palatine artery，DPA）。

翼腭窝中包括脂肪、翼腭神经节、翼管神经、上颌神经（三叉神经分支）及上颌内动脉。血管及脂肪位于神经前方，故暴露过程中可先见到脂肪及血管结构。

三叉神经中的上颌神经自后方由圆孔进入翼腭窝，在翼腭窝中的翼腭神经节换元后发出分支通向鼻腔或通过眶下裂到达眶部。

颞下窝位于翼腭窝偏外侧。外侧界为下颌骨下颌支及翼状肌。顶壁为蝶骨大翼，后界为颞骨的关节结节及蝶骨嵴。内侧通过翼上颌裂与翼腭窝沟通，有上颌内动脉走行。上颌内动脉是颈外动脉的一支分支，根据血管走行与翼外肌的关系可为 3 段。第三段（翼腭窝段）沿着颞下窝及翼腭窝先垂直后水平走行。上颌内动脉的终末支为腭降动脉（DPA）及蝶腭动脉（SPA）。其他分支包括眶下动脉、上牙槽后动脉和翼管动脉。翼管动脉可起源于上颌内动脉或颈内动脉，此动脉与翼管神经（由岩浅大神经及岩深神经组成）并行于翼管内。翼管神经中的自主神经纤维可至泪腺。翼管是内镜下辨认颈内动脉前膝部最重要的解剖标志[5]。

2. 翼腭窝的解剖（视频 14）

到达翼腭窝之前先行上颌窦内侧壁切除或改良 Denker 入路，可使用双人四手操作，0° 镜从同侧鼻孔进入。通常吸引装置由右侧鼻孔进入，其他器械从左侧鼻孔进入，通过鼻中隔造口到达翼腭窝部位。翼腭窝的后壁内侧缘暴露后可见蝶腭动脉走行于筛嵴处（图 8-14）。上颌窦后壁的黏膜去除后使用高速磨钻或咬骨钳去除上颌窦后壁（图 8-15）。开放的范围外侧应至上颌窦后壁与外侧壁交界，内侧至腭骨垂直板，上界

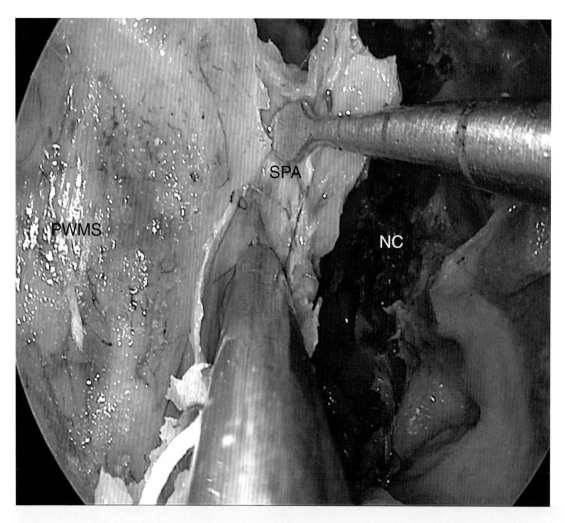

▲ 图 8-14　内镜下显示蝶腭动脉（SPA）在上颌窦后壁（PWMS）的内侧缘筛嵴处发出

NC. 鼻腔

至腭骨的眶突。骨质磨除后去除后壁的骨膜，切开后注意保护后方的动脉，此过程建议锐性分离（图 8-16）。

　　沿矢状面走行的翼突外侧板将上颌窦后壁分为两部分，即内侧的翼腭窝区域和外侧的颞下窝区域。通过充分解剖翼上颌裂，移除突出的脂肪，可辨认上颌内动脉第三段的分支。蝶腭动脉和腭降动脉是上颌内动脉的第二段的终末分支。蝶腭动脉可沿蝶腭孔反向追踪找到主干，并将其他分支分离解剖（图 8-17）。上颌内动脉主干可继续于翼外肌的两肌头之间向远端追踪（图 8-18）。蝶腭动脉及腭降动脉已夹闭并分离。沿 PPF 上缘将眶下神经解剖出来，并将 V₂ 主干显露至圆孔。将 PPF 内容物向外侧牵开以显露翼突根部。磨除这一部分骨质即完成了经翼突入路。

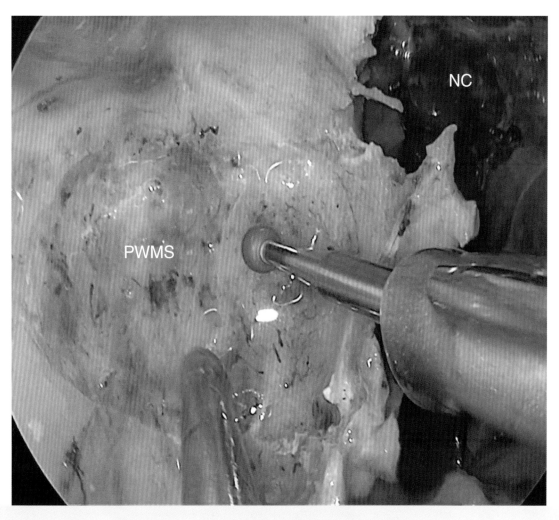

▲ 图 8-15　内镜下显示去除上颌窦后壁（PWMS）

NC. 鼻腔

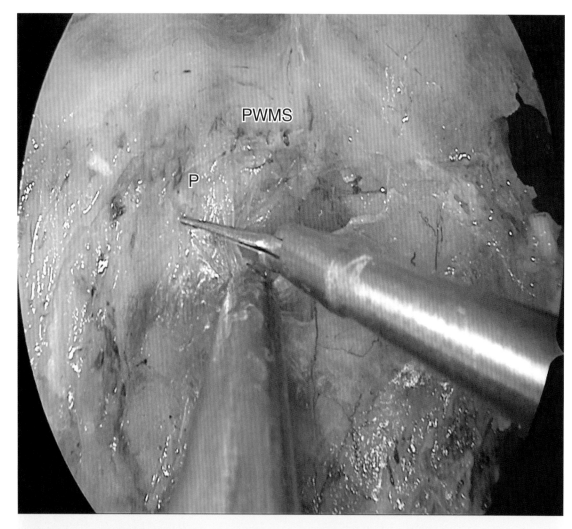

▲ 图 8-16　内镜下显示使用剪刀切开翼腭窝及颞下窝骨膜（**P**）

PWMS. 上颌窦后壁

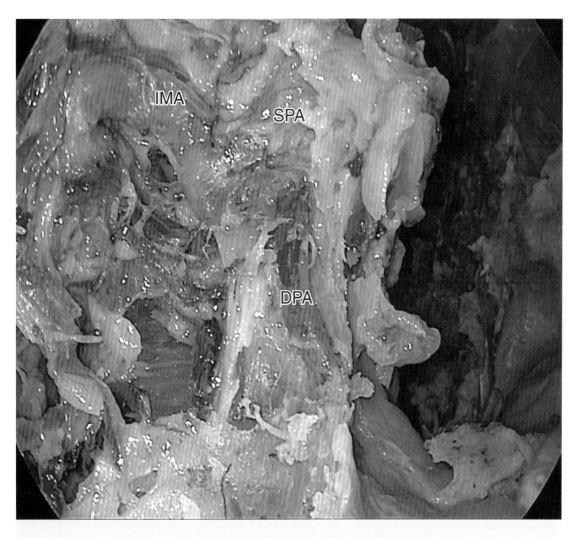

▲ 图 8-17　内镜图片示蝶腭动脉（SPA）和腭降动脉（DPA）

IMA. 上颌内动脉

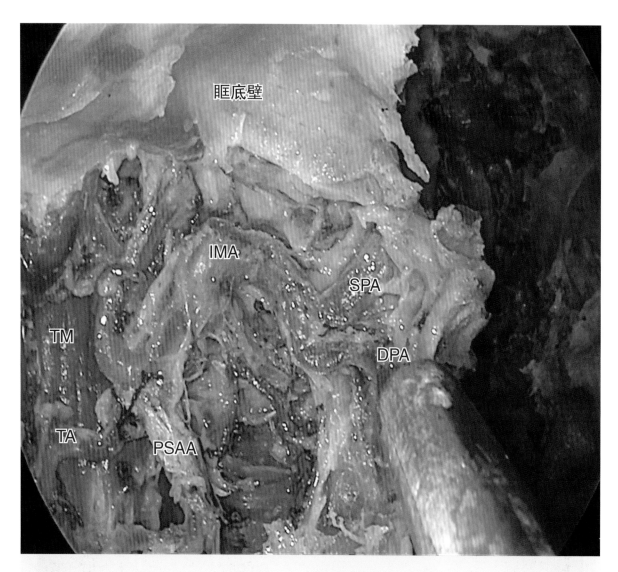

▲ 图 8-18　内镜图片示上颌内动脉第三段及其分支

DPA. 腭降动脉；IMA. 上颌内动脉；PSAA. 上牙槽后动脉；SPA. 蝶腭动脉；TA. 颞动脉；TM. 颞肌

（五）颞下窝解剖 / 入路（视频 15）

如 JNA、V_2 神经鞘瘤和毛霉菌病等病变主要侵犯 PPF，并延伸至 ITF。侵犯 ITF 的其他病变包括 V_3 神经鞘瘤、咽旁肿瘤，AV 畸形和血管瘤。ITF 可通过经翼突入路安全到达，这一入路需要将颞顶筋膜瓣转入鼻腔进行重建。一般来讲，改良的 Denker 内镜入路是抵达 ITF 区域的必要条件。

相关解剖

经改良的 Denker 内镜入路暴露 PPF 后，在翼外肌水平分离并结扎 IMA。识别 ITF 中的肌肉，特别是翼内肌。ITF 的主要内容物是下颌神经，它从卵圆孔出颅时，在翼突外侧板根部后方可识别出其主干，随后需要识别出下颌神经后干的两个主要分支，即舌神经和下牙槽神经。脑膜中动脉自卵圆孔处神经的后外侧发出（图 8-19）。切除肌肉后，识别并切除翼状静脉丛。沿咽鼓管（eustachian tube，ET），可识别腭张肌的垂直纤维（图 8-20）。用斜向的剪刀从颈内动脉处切除咽鼓管软骨部的内侧部分，暴露出咽旁段颈内动脉。小心地移除其上的软组织，完成 ITF 的解剖（图 8-21）。

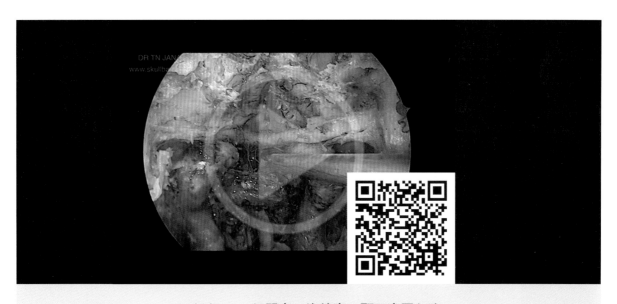

▲视频 15　**经翼突 - 海绵窦、颞下窝区入路**

https://www.thieme.de/de/q.htm?p=opn/cs/19/9/10190068-82870452

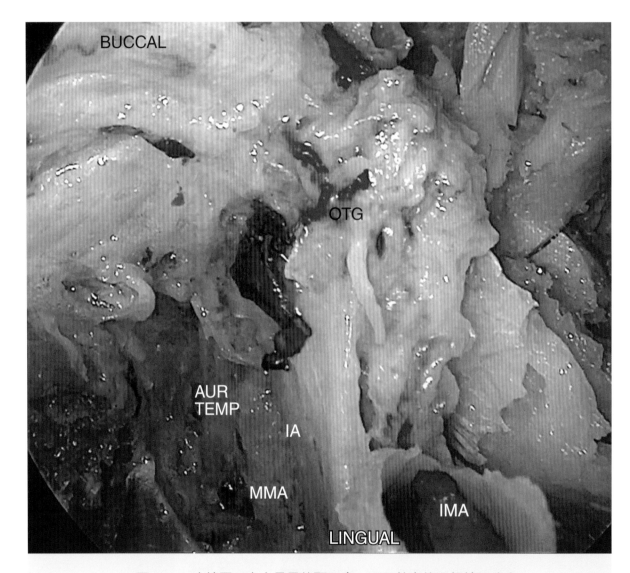

▲ 图 8-19 内镜图示完全暴露的颞下窝，可见其中的下颌神经分支

AUR TEMP. 耳颞神经；BUCCAL. 颊神经；IMA. 上颌内动脉；IA. 下牙槽神经；LINGUAL. 舌神经；MMA. 脑膜中动脉；OTG. 耳神经节

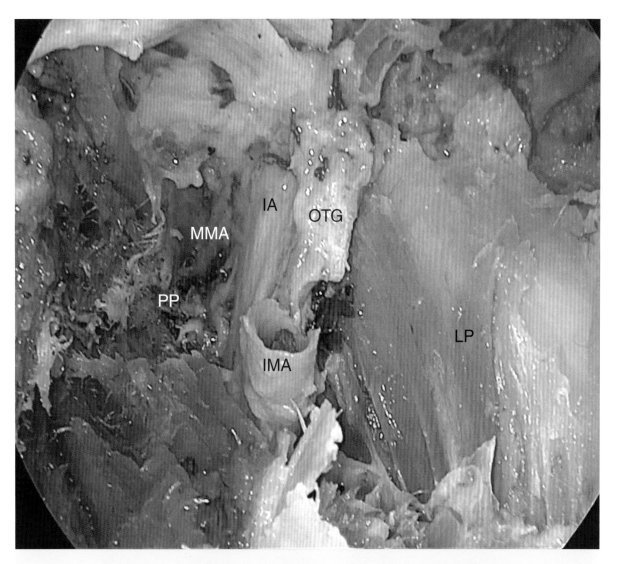

▲ 图 8-20　内镜图示在肌肉切除后完全暴露颞下窝，其间可见咽鼓管

IMA. 上颌内动脉；LP. 翼突外侧板；OTG. 耳神经节；IA. 下牙槽动脉；PP. 翼丛；MMA. 脑膜中动脉

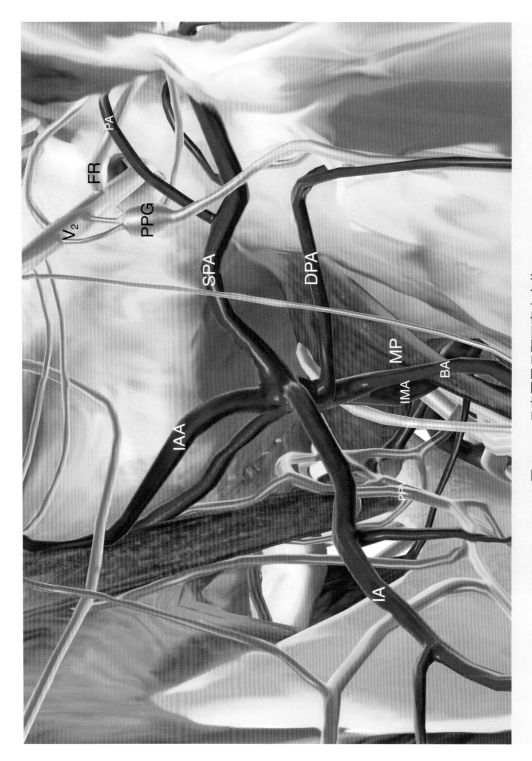

▲图 8-21 示意图展示颞下窝内容物

IMA. 上颌内动脉；MP. 翼内肌；PPV. 翼状静脉丛；IAA. 下牙槽动脉；BA. 颊动脉；DPA. 腭降动脉；SPA. 蝶腭动脉；PPG.
翼腭神经节；PA. 咽动脉；FR. 圆孔；V₂. 三叉神经的上颌支

（六）岩上经翼突入路至 Meckel 囊 / 海绵窦下部（视频 15）

Meckel 囊是位于颅中窝的硬膜间腔，它容纳了三叉神经半月节。三叉神经的 3 个分支起源于三叉神经半月节。Meckel 囊常见的肿瘤包括三叉神经鞘瘤、脑膜瘤、软骨瘤、软骨肉瘤等。其他一些腺样囊性癌和 JNA 也会从鼻腔扩展到这一区域。

岩上入路从单侧上颌窦开放术、前筛及后筛切除术、双侧蝶窦切除术及鼻中隔后部切除术开始。重建时，以对侧鼻中隔带蒂黏膜瓣为佳。

1. 相关解剖

海绵窦位于蝶鞍的两侧，从眶上裂延伸至颞骨的岩部。海绵窦间由几个静脉通道连接，即上、中、下、后海绵间窦。海绵窦根据与颈动脉的关系分为 3 个主要的腔，即内、前下、后上（颈动脉与窦顶后半部分之间）腔。

海绵窦的硬膜覆盖层包括覆盖大脑、形成鞍膈的脑膜层和作为蝶骨骨膜的骨内膜层，骨内膜层沿海绵窦顶壁、后壁和侧壁延伸。海绵窦侧壁包括两层，即脑膜层和骨内膜层。

海绵窦内侧壁分为上下两部分。下部被朝向蝶骨的骨内膜层覆盖，上部被鞍区硬膜的脑膜层覆盖。

海绵窦的顶部分为两部分：前部为床突三角，后部为动眼神经三角。前床岩韧带连接前床突和岩尖。后床岩韧带连接后床突与岩尖，前后床突之间为床突间韧带，上述三条韧带围成动眼神经三角。动眼神经及其袖带通过海绵窦顶部到达侧壁。

海绵窦侧壁有动眼神经、滑车神经和三叉神经（V_1）分支走行。上颌神经（V_2）在后方沿海绵窦外侧壁走行，在前方沿海绵窦底走行（图 8-22）。外展神经自 Dorello 管经硬膜孔进入海绵窦，在 ICA 外侧走行[6]。海绵窦包括滑车上三角、滑车下三角（帕金森三角）、前内侧、前外侧、后外侧和后内侧三角（Kawase 三角）。海绵窦的下边界位于 V_2 水平，因此前外侧、后外侧和后内侧三角被称为颅中窝三角（图 8-23）。

- 滑车上三角：在动眼神经和滑车神经之间的三角。
- 滑车下三角：在滑车神经和三叉神经 V_1 分支之间的三角。
- 前内侧三角：三叉神经 V_1 和 V_2 之间的三角。
- 前外侧三角：三叉神经 V_2 和 V_3 之间的三角。
- 后外侧三角：三叉神经 V_3 和岩浅大神经之间的三角。
- 后内侧三角（Kawase 三角）：岩浅大神经、三叉神经半月节和岩上窦之间的

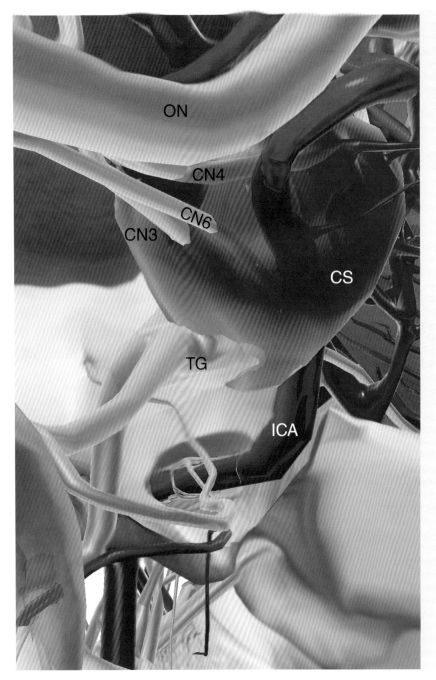

◀ 图 8-22　海绵窦冠状面示意

ON. 视觉神经；CN3. 动眼神经；CN4. 滑车神经；CN6. 外展神经；CS. 海绵体窦；TG. 三叉神经节；ICA. 颈内动脉

三角[6]。

　　颈内动脉在海绵窦内有两个分支：海绵窦下动脉和脑膜垂体干。这个主干会出现在海绵窦内侧间隙，并分出 3 个分支，即小脑幕动脉、垂体下动脉和脑膜背动脉。

　　2. 解剖

　　解剖时采用 0° 镜双人四手入路。按改进的 Denker 入路，完成前文所述的 PPF 解剖。

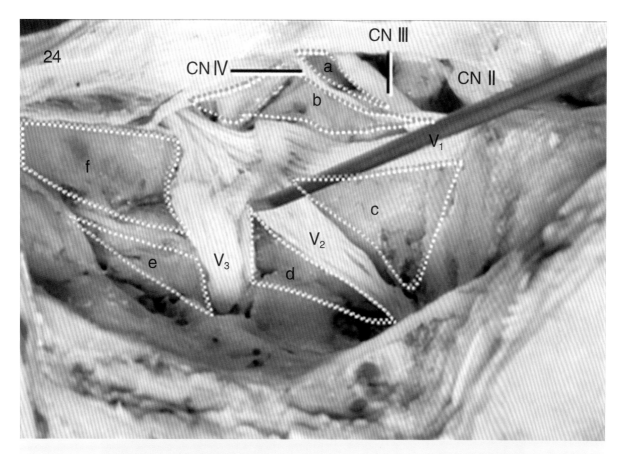

▲ 图 8-23　右海绵窦硬膜内层及静脉内容物清除后。鞍旁和颅中窝的三角是一组神经间隙，选择性的打开可以进入海绵窦的特定区域和周围结构。去除颅中窝和鞍旁区的骨内膜层和静脉丛，可暴露滑车上（a）、滑车下（b）（帕金森三角）、前内侧（c）、前外侧（d）、后外侧（e）和后内侧（f）三角。由于海绵窦的下边界位于上颌神经和圆孔的水平，所以前外侧、后外侧和后内侧三角形被认为是颅中窝三角。前外侧三角位于上颌神经和下颌神经之间，包含三叉神经运动根。后外侧三角（e）前方为下颌神经，内侧为岩浅大神经。后内侧或 Kawase 三角（f）位于岩浅大神经内侧，与三叉神经半月节和岩上窦有关

CN. 脑神经；V_1. 第一支；V_2. 第二支；V_3. 第三支（改编自 Stamm A. Transnasal Endoscopic Skull Base and Brain Surgery. Tips and Pearls. ©2011, Thieme Publishers, New York.）

　　切开 PPF 后，剪断 SPA 和 DPA，从翼突根部外侧切开 PPF 内容物。翼突根部是翼突内外侧板的前方交界处。翼突根部外上方为 V_2（三叉神经上颌分支），内下方为翼管神经（图 8-24），磨除翼突根部后即可进入蝶窦的外侧隐窝。V_2 和翼管是此处重要的解剖标志，前者用于定位 Meckel 囊，后者能够定位 ICA。

　　翼管嵌在蝶窦底部，磨除部分翼管骨质至 ICA 管前部（图 8-25）。翼管动脉在翼管内走行，是 ICA 的一个分支，因 ICA 位于其上缘，所以它是识别 ICA 一个基本标志。一旦识别出 ICA 前膝，也就完成了斜坡旁段和鞍旁段 ICA 的完整暴露（图 8-26）。

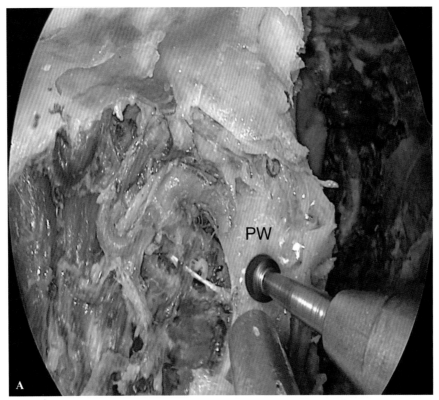

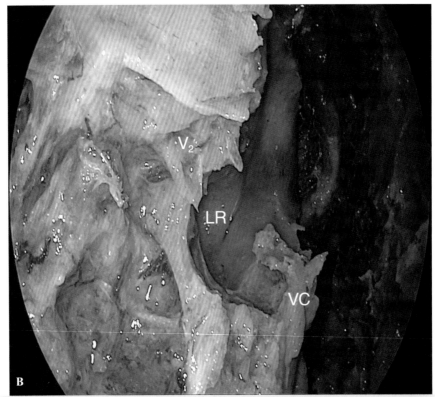

▲ 图 8-24　内镜图像显示磨除翼突根部（A），磨除翼突根部后显露蝶窦外侧隐窝（B）

V₂. 上颌神经；VC. 翼管；PW. 翼突根部；LR. 蝶窦外侧隐窝

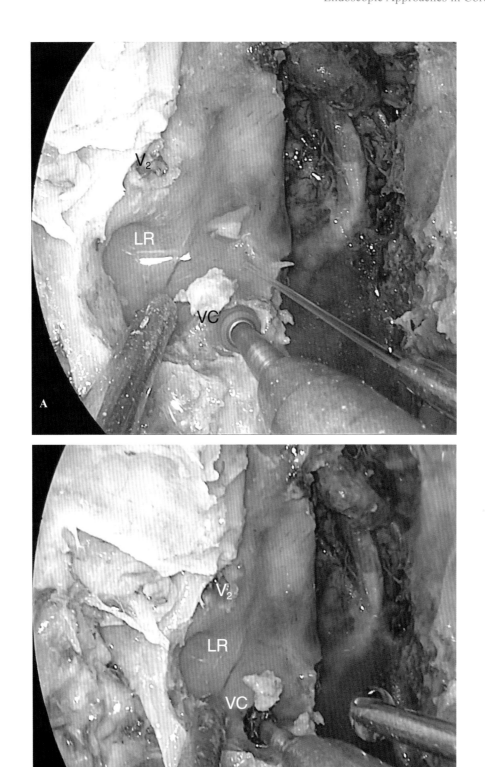

▲ 图 8-25　磨除部分翼管骨质至 ICA 管前部

A. 磨除部分翼管骨质的内镜图像；B. 持续磨除至斜坡旁段颈内动脉（PCICA）的前膝部

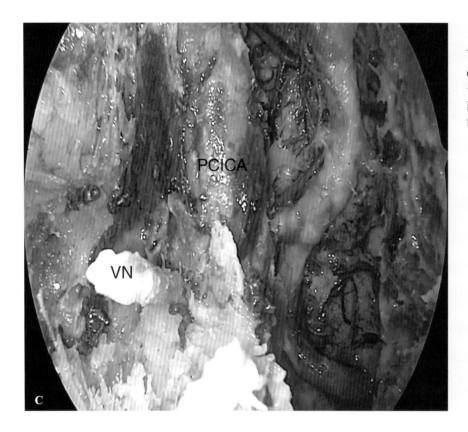

◀图 8-25 （续）

C. 翼管神经（VN）位于 PCICA 的外侧。LR. 外侧隐窝；V_2. 上颌神经；VC. 翼管

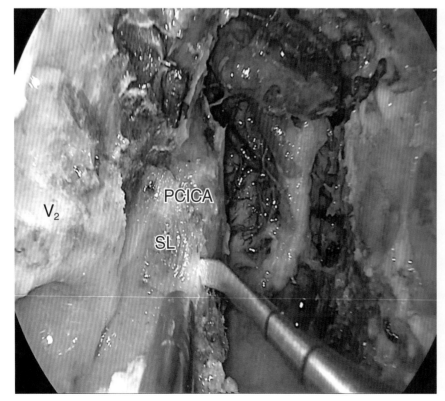

◀图 8-26 暴露斜坡旁段（PCICA）

SL. 蝶骨小舌；V_2. 上颌神经

　　沿着 V_2 向近端可探及圆孔，然后沿着 V_2 继续磨除蝶窦侧壁（图 8-27）（上颌柱），直到其穿出颅中窝硬脑膜处。沿眶上裂、下颌神经 V_3 和 Meckel 囊（图 8-29），于斜坡旁段颈内动脉外侧继续磨除骨质显露颅中窝硬膜（图 8-28）。这就完成了 Meckel 囊硬膜外部分的暴露（图 8-30）。

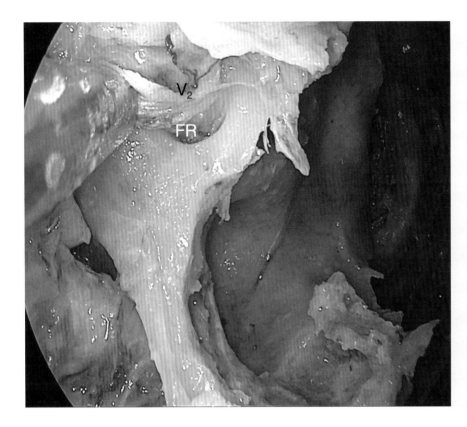

◀ 图 8-27　上颌神经（V_2）自圆孔发出（FR）

　　硬膜内部分是通过在一个四边形空间内打开骨膜得以暴露的，这个四边形的下界为岩骨段 ICA 水平部，内侧界为斜坡旁段 ICA 的垂直段，外侧界为 V_2，上界为外展神经（CN Ⅵ）。解剖时从 V_2 下方进入，以避免损伤与眼神经（V_1）密切相关的外展神经。三叉神经在 Meckel 囊处分为 3 支。

（七）经翼突入路达海绵窦上部

　　这种方法的适应证很少，选择这种方法时，应适当的权衡造成眼肌麻痹的风险与手术的获益。这种方法可用于切除侵袭性功能性垂体腺瘤，因为只有全切肿瘤才能达到生物学治愈。

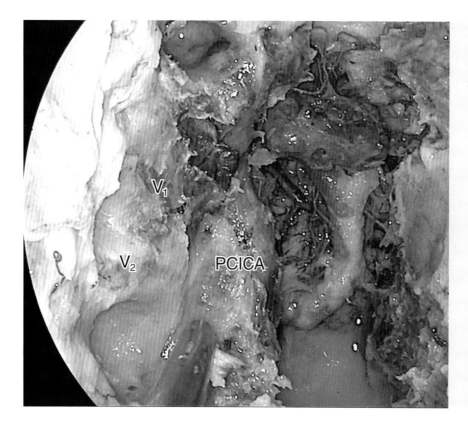

◀ 图 8-28 去除上颌神经（V₂）上方骨质

PCICA. 斜坡旁段颈内动脉；V₁. 眼神经

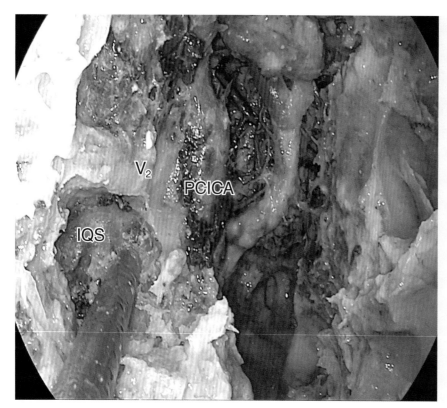

◀ 图 8-29 上颌神经（V₂）下方蝶骨舌突切除后的内镜显示

IQS. 下四边形间隙；PCICA. 斜坡旁段颈内动脉

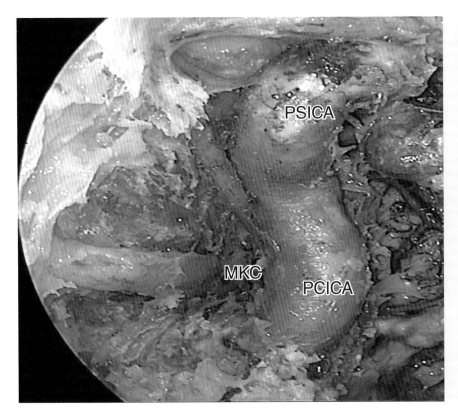

◀图 8-30 经翼突达 Meckel 囊（MKC）入路的硬膜外暴露

PCICA. 斜坡旁段颈内动脉；PSICA. 鞍旁段颈内动脉

如前所述，此入路是海绵窦下部入路的扩展。该入路也要通过对岩骨段颈内动脉的水平部、斜坡旁段 ICA 垂直段的显露而获得充分暴露。更广泛的颅中窝硬膜暴露通过自前上至前下的眶尖到 V₂，并自后上到后下从视神经颈动脉隐窝到斜坡旁段颈内动脉的骨质磨除实现的。此外，需要切开蝶鞍的硬膜以再次确认 ICA 内侧的位置。

一旦获得了这样的暴露并确认了 ICA 的位置，从内侧向外侧小心地切开硬脑膜，直到辨别出外展神经和 ICA。这样的暴露位于四边形间隙和外展神经之上（图 8-31）。这是抵达海绵窦外、上间隙的通路（图 8-32）。然而与尸体解剖相比，外科手术时海绵窦的位置是由神经导航或血管多普勒定位的。

同样重要的是，病变本身的生长会使得 ICA 向内侧、颅神经向外侧移位形成手术通道，这时可优先选择该入路。但不造成 ICA 或颅神经移位的海绵窦外侧病变，则很难利用这些通道。

为了达到海绵窦的内、后上间隙，需要选择内镜下经蝶窦中线入路。蝶鞍彻底暴露后，通过海绵窦内颈内动脉的 C 形曲线，利用吸引器沿蝶鞍进入海绵窦切除肿瘤。这种方法已在第 7 章中详细阐述。

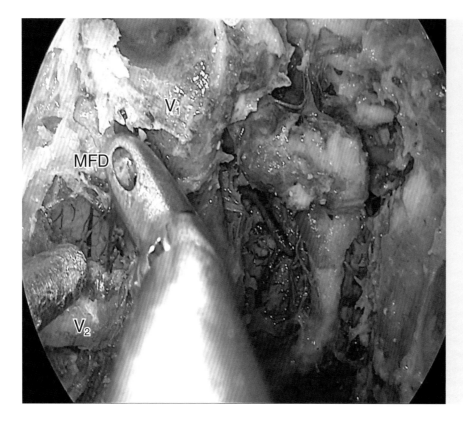

◀ 图 8-31　显示上四边形间隙暴露的内镜图像

MFD.上四边形间隙内的颅中窝硬膜；V_1.眼神经；V_2.上颌神经

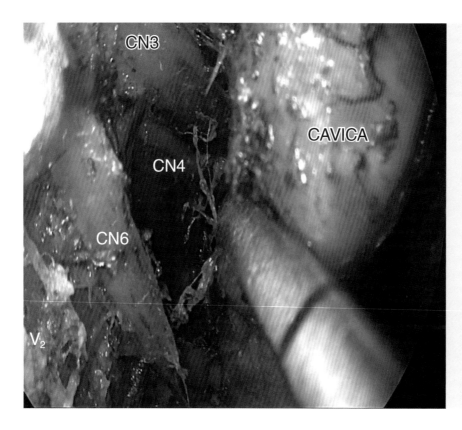

◀ 图 8-32　鼻内镜下经翼突达海绵窦入路的最终显露

CN3.动眼神经；CN4.滑车神经；CN6.外展神经；CAVICA.海绵窦内颈内动脉；V_2.上颌神经

四、后冠状面入路

岩下经翼突入路

与经翼突入路相同，通过追踪翼管近端定位 ICA 前膝部。确定 ICA 后，切除鼻咽部软组织和 ET 内侧部分。确认咽旁段颈动脉的位置。小心磨除颈内动脉前膝的下内侧骨质以到达岩骨。在手术中可以利用弯曲的吸引和冲洗切除岩部内侧和下方的病变，如胆固醇肉芽肿和表皮样囊肿。

以上是全部冠状面上最常用的内镜下腹侧颅底入路的描述。

五、结论

作者详细介绍了沿 3 个冠状面的各种解剖区域的鼻内镜入路。这些入路可单独或联合使用，以获得到达病变的完整通路，并实现神经和血管的更好保护。上述方法也可以与其他经颅方法相结合，以治疗不能单独通过内镜抵达的较大病变。

通过长时间的解剖，熟练掌握内镜解剖学知识和手术技巧，有助于内镜颅底外科医师缩短学习曲线并获得更好的手术效果。

参 考 文 献

[1] Kassam AB, Gardner PA, Endoscopic approaches to the skull base, Prog Neurol Surg 2012;26:104-118

[2] Karakaş P, Bozkir MG, Oguz O. Morphometric measurements from various reference points in the orbit of male Caucasians. Surg Radiol Anat 2003;24(6):358-362

[3] Tsirbas A, Kazim M, Close L Endoscopic approach to orbital apex lesions, Ophthal Plast Reconstr Surg 2005;21(4):271-275

[4] Upadhyay S, Dolci RLL, Buohliqah L et al. Efect of incremental endoscopic maxillectomy on surgical exposure of the pterygopalatine and infratemporal fossae. J Neurol Surg B Skull Base 2016;77(1):66-74

[5] Vescan AD, Snyderman CH, Carrau RL et al Vidian canal; analysis and relationship to the internal carotid artery. Laryngoscope 2007;117(8): 1338-1342

[6] Chung BS, Ahn YH, Park JS. Ten triangles around cavernous sinus for surgical approach, described by schematic diagram and three dimensional models with the sectioned images. J Korean Med Sci 2016;31(9):1455-1463

相 关 图 书 推 荐
中 国 科 学 技 术 出 版 社

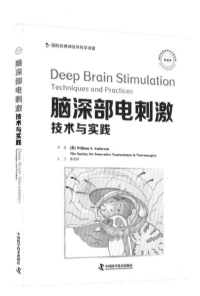

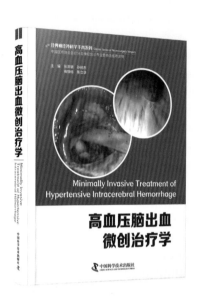

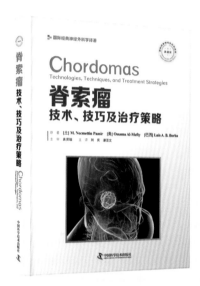

装帧：大 16 开，精装
主译：张建国
定价：128.00 元

装帧：大 16 开，精装
主编：张洪钿　孙树杰
　　　骆锦标　陈立华
定价：248.00 元

装帧：大 16 开，精装
主译：刘　庆　潘亚文
定价：168.00 元

补充说明

　　本书配套视频已更新至网络，读者可通过扫描右侧二维码，关注出版社"焦点医学"官方微信，后台回复"内镜解剖分步教程"，即可获得高清版本下载观看。